DE LA MORT

PAR INANITION

ET

ÉTUDES EXPÉRIMENTALES

SUR LA NUTRITION

CHEZ LE NOUVEAU-NÉ

PAR

Le Docteur J.-B. BOUCHAUD,

Ancien interne de la Maternité de Paris.

VERSAILLES

IMPRIMERIE DE BEAU JEUNE,

RUE DE L'ORANGERIE, 36.

1864

Dans les services de femmes en couches on s'est jusqu'ici beaucoup occupé des mères et bien peu des enfants. Le sort de ces derniers n'était pourtant pas indigne de l'attention du médecin. Le 15 janvier 1863, cherchant à me rendre compte de l'état sanitaire des infirmeries de la Maternité, je consignai ceci dans mes notes : 24 femmes accouchées malades, 16 enfants morts et 9 vivants, dont 5 déjà très-affaiblis. Une mortalité si effrayante mériterait d'être approfondie et signalée.

M. Hervieux avait importé à la Maternité l'usage de la balance, moyen fort utile pour s'assurer que l'enfant est en bonne voie, et déjà fort employé par Mme Alliot. J'eus bien vite acquis là triste conviction, à l'aide de cet instrument, que la plupart des enfants succombaient inanitiés.

De cette étude je fus conduit à celle des conditions physiologiques du nouveau-né ; de là des expériences très-nombreuses, qui constituent la partie la plus neuve de mon travail, dans le but de préciser un grand nombre de données vagues, éparses dans la science, qui ne me semblaient pas reposer sur des bases certaines.

Je ne saurais donner une meilleure idée du contenu

de ces pages qu'en énumérant les différents points qui ont été abordés la balance à la main. — Dans la première partie je passe successivement en revue, dans autant de chapitres divers, les questions suivantes : 1° du développement de l'enfant pendant les premiers jours de la vie ; ce qui comprend : les enfants qui ne perdent pas, ceux qui perdent, les causes du dépérissement, le jour où est atteint le poids de la naissance, l'aspect des selles quand l'alimentation est insuffisante, les effets du colostrum, etc. ; 2° de la quantité de lait nécessaire à l'enfant, aux différents âges et suivant les états pathologiques ; 3° des excrétions alvines, urinaires, cutanées, pulmonaires ; 4° du développement pendant la première année. — Dans la seconde partie, il est question des effets funestes de l'alimentation insuffisante et de l'allaitement artificiel à l'aide du biberon.

Tels sont les points principaux de ce mémoire et son origine. Les différentes questions que j'ai abordées sont vastes et exigeraient un volume entier pour être traitées. Obligé de me circonscrire dans d'étroites limites, je ne consignerai que les faits qui me sont propres et ne donnerai que les développements indispensables. — Si mon travail a été pénible et long, je dois le dire, j'ai été puissamment secondé.

Je suis heureux de pouvoir ici rendre hommage à Mme Alliot, la distinguée sage-femme de la Maternité, qui a généreusement mis à ma disposition tout ce qui pouvait m'être utile, et dans la limite du possible laissé libre l'accès de ses salles.

Je voudrais aussi pouvoir nommer chacune des bonnes

et intelligentes aides ou élèves sages-femmes qui ont bien voulu me prendre des observations; si on songe que j'ai près de 4,000 pesées, et des séries de pesées de 24 heures, on croira sans peine que seul je serais difficilement arrivé à l'accomplissement de mon œuvre. Qu'elles reçoivent ici mes bien sincères remerciements.

Quel sera le résultat de tant de labeurs pour une simple thèse inaugurale ? Je le dirai sans arrière-pensée : quel que doive être le succès des idées que je formule, il me restera, comme récompense, la douce consolation d'avoir sauvé la vie à quelques-uns de ces petits êtres, pour lesquels je me suis senti pris de sympathies réelles, et l'espoir de pouvoir leur être encore utile.

Si j'ai un regret, c'est de n'avoir pu faire davantage pour fixer mieux l'attention sur ces innocentes créatures si dignes d'intérêt; c'est de n'avoir pu mûrir et étudier tous les points de vue de mon sujet. Mais le champ de la science s'élargit à mesure qu'on croit approcher du terme, et le temps nous échappe.

PREMIÈRE PARTIE.

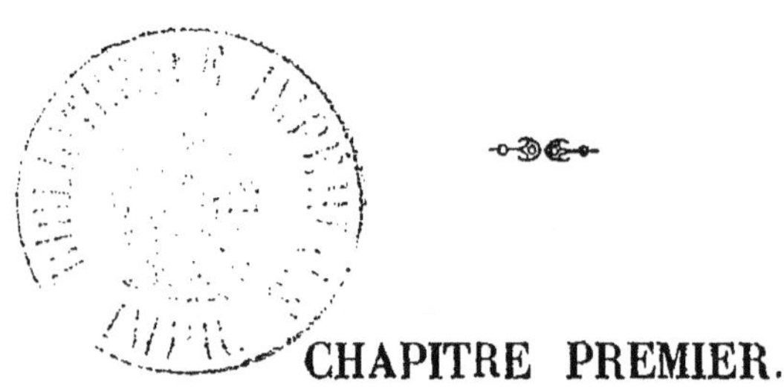

CHAPITRE PREMIER.

DU POIDS PENDANT LES PREMIERS JOURS DE LA VIE.

Quetelet (*Ann. d'hyg.*, 1833) est le premier auteur qui se soit occupé de l'accroissement du nouveau-né. Il ne rapporte que la moyenne de 7 observations et se contente de dire que l'enfant perd les premiers jours et ne commence à reprendre que vers la fin de la première semaine.

Un enfant vu par Schwartz, aurait augmenté de 750 gr. la première semaine et de 6,750 le premier mois ! Burdach, qui rapporte ce fait, ajoute (*Physiol.*, t. IV) que, d'après les observations qu'il a faites sur 7 enfants, le nouveau-né perdait 140 gr. durant les 4 premiers jours.

Il existe, écrit en allemand, un travail de Siebold que je n'ai pu consulter ; les pesées n'ayant été faites que tous les 2 jours, il doit manquer de précision, ainsi que le lui reproche Winckel. Ce dernier auteur, dont un mémoire a paru (*Union médic.*, 1863) pendant que je me livrais à ces études, est celui qui s'est le plus occupé du sujet ; il a recueilli 100 observations et tiré des conclusions sur lesquelles nous aurons à revenir, attendu que nos résultats les infirment en grande partie.

La plupart de nos observations ont été prises avec une scrupuleuse attention, d'après un plan donné, par une aide sage-femme fort intelligente.

Nous en possédons 60 et n'en rapportons ici que 54. Bien que ce nombre ne soit pas en somme très-considérable, nous croyons néanmoins devoir en tirer des conclusions générales : c'est qu'il nous a été permis d'en vérifier l'exactitude en dehors des cas que nous citons et dans des observations isolées que nous ne pouvons toutes rapporter ici.

Les balances dont nous avons fait usage étaient simples, mais d'une grande précision accusant une différence de 5 centigr. Toutes les pesées, il est vrai, n'ont pas été faites avec le même instrument, et quelques-unes mêmes ne m'ont été données qu'à 50 gr. près ; mais la précision a été en rapport avec celle qu'exigeait la nature de l'observation, et pour celles dont il s'agit ici, toutes, elles ont été prises à quelques grammes près.

L'enfant a été pesé entièrement nu sur un plateau rectangulaire, garni de linges et équilibré. A la température de la salle, cette opération, si elle dure peu, est sans danger ; du reste, on peut en partie couvrir l'enfant avec les linges pesés, d'autant mieux que, s'il vient à évacuer, le jet urinaire, au lieu d'être lancé au loin, est retenu, et l'urine recueillie.

En général, pour les cas dont il s'agit ici, l'enfant est né dans la matinée et a été pesé immédiatement. Ceci est important à connaître et à observer; si on ne le pesait que 3 ou 4 heures après, déjà il aurait perdu 10, 20, 100, 120 gr. et même plus, ainsi que le démontrent les n°s 25, 10, 14, 22, 7, 39. Dès lors, les observations ne seraient plus comparables.

Cette perte énorme est due surtout à l'évacuation des urines et du méconium. Une miction faible peut être évaluée à 8, 10 gr., mais généralement elle est de 20 gr. environ et souvent elle dépasse 30 gr. Le méconium pèse moins, 2, 4, 8 gr.; rarement une selle atteint 20 à 30 gr.

On voit que le poids obtenu est le poids apparent et non le poids réel, que les deux diffèrent suivant que les excrétions se sont opérées ou non, et suivant que la tetée est plus ou moins éloignée. — Il y a donc à tenir compte de ces causes d'erreur, auxquelles on obvie en partie en pesant loin de la tetée et après que l'enfant exposé nu a évacué.

L'enfant ainsi pesé à sa naissance, et quelquefois de nouveau 3 ou 4 heures après, l'a été tous les jours suivants entre 2 et 3 heures de l'après-midi; de sorte que ces nouvelles pesées, ainsi que les notes qui les accompagnent, se rapportent, en général, au commencement du jour indiqué et aux 24 heures qui précèdent.

Sauf les n°s 1 et 5 et les 5 derniers, tous les autres ont été pris tels qu'ils se sont présentés naturellement.

Les 5 derniers ont été purgés avec du sirop de chicorée. Nous y reviendrons en terminant cet article.

— Le nᵒ 1 a été pris en ville, et le nᵒ 5 à l'hôpital, mais comme observation rare et isolément.

Il reste donc 47 cas sur lesquels nous pourrons raisonner quand il s'agira de prendre des nombres relatifs ou des moyennes.

Il ne sera pas ici question de l'allaitement par le lait de vache ; nous reviendrons plus loin sur les cas où l'enfant est presque inévitablement voué à la mort ; nous le verrons, en effet, perdre graduellement de son poids jusqu'à ce qu'il succombe. Winckel lui-même, qui parle des effets désastreux de cette alimentation, sans y insister néanmoins, cite un véritable cas de mort par inanition après une perte considérable.

Nous ne rapportons que plus loin quelques-unes des observations d'enfants qui ont été confiés aux nourrices immédiatement après leur naissance, mais nous en dirons un mot ici quand l'occasion s'en présentera.

Nous avons ainsi disposé notre tableau : dans la 1ʳᵉ colonne verticale, se trouvent quelques âges des mères et l'indication des femmes primipares seules ; dans la 2ᵉ est indiqué le sexe et l'âge fatal quand l'enfant est né avant terme. Pour les colonnes horizontales, outre les poids de chaque jour se trouvent, sur la 2ᵉ ligne, l'indication de la nature des selles de l'enfant et celle de l'état des seins maternels ; ce que nous avons représenté par les abréviations suivantes :

m c : méconium. — *m l* : selles mélangées. — *j* : s. jaunes. — *v* : s. vertes. — *o* : s. nulles. — *cl* : colostrum. — *d* : début de la sécrétion laiteuse. — *r* : seins remplis. — *m r* : seins moins remplis.

Sur la 3ᵉ ligne sont des notes sur l'état de la mère ou de l'enfant, pouvant expliquer les variations de poids qui apparaissent ordinairement dans ces cas.

Nous n'avons pas cru devoir réunir indistinctement tous les faits pour prendre des moyennes qui n'offriraient aucun intérêt. Il est bon, ce nous semble, d'établir des catégories ; cependant, comme on passe insensiblement de l'une à l'autre, nous ne faisons qu'un tableau où, tout en groupant les cas qui se ressemblent le plus, nous avons rangé nos observations suivant l'ordre de la marche progressive du poids des enfants, en commençant par celles où la marche est le plus favorable.

Deux groupes surtout doivent être formés et méritent d'attirer l'attention, l'un comprenant les enfants dont rien n'entrave la marche naturelle, l'autre ceux qui dépérissent par suite de conditions fâcheuses. Cette distinction doit être bien présente à l'esprit. Dans chacun de ces groupes on peut en établir de secondaires ; de là, les chapitres suivants.

1° *Enfants qui ne perdent pas.*

Les nᵒˢ 1 à 5 nous apprennent que quelques enfants ne perdent rien et croissent en poids dès les premières heures. Ce fait nié par Winckel se trouve ici parfaitement prouvé. Ce ne sont pas les seuls cas que nous ayons, deux ou trois autres nous ont été signalés ; mais les observations ne nous ayant pas été remises, nous ne pouvons que les énoncer comme certaines.

Deux conditions sont nécessaires pour qu'il en soit

ainsi : que l'enfant tette bien et que la mère ait beaucoup de colostrum. Cette proposition deviendra très-claire par la suite.

Ces 5 enfants n'ont point perdu les premiers jours et ont continué à croître les jours suivants ; si l'un d'eux a baissé au 4ᵉ jour (n° 5), c'est que la sécrétion laiteuse s'opérant, les seins trop tendus avaient des bouts difficiles à saisir. — Le n° 1, qui a été pris en ville, offre un accroissement assez uniforme et surtout considérable, environ 75 gr. par jour. Il se rapproche de celui de Schwartz qui avait augmenté, à la fin de la 1ʳᵉ semaine, de 750 gr.; le nôtre, à la même époque, avait gagné 537 gr., mais le reste du mois fut relativement bien moins profitable puisque, durant les 3 autres semaines, il n'acquit que 712 gr., augmentation pourtant très-belle par elle-même.

Ce qui a lieu de surprendre, c'est de voir 3 de ces 5 enfants avoir pour mères des primipares, alors que le nombre total de celles-ci est de 14 seulement sur 47, soit 1/3. Ce ne sont pas là cependant les mères que l'on considère comme les meilleures nourrices. Le plaisir d'avoir un premier enfant avait augmenté peut-être la sécrétion laiteuse.

Si des 49 premiers enfants, on retranche les n°ˢ 1 et 5 pris en dehors de la série, il reste 47 enfants dont 3 n'ont pas perdu pendant les premiers jours, ce serait 1 pour 15. — Cette proportion nous paraît très-admissible et on devrait l'augmenter sans doute, si on ne considérait que les enfants de bonne venue et tous dans de bonnes conditions; peut-être faudrait-il alors admettre le rapport 1 à 10.

Ce nombre augmenterait encore si on tenait compte du poids de l'urine et du méconium, matières étrangères à l'organisme et destinées à être expulsées ; mais, par contre, le colostrum pris est-il assimilé en totalité et en quantité suffisante pour que le poids augmente réellement ?

Nous ne ferons que mentionner les enfants qui, confiés aux nourrices immédiatement après leur naissance, augmentent dès les premiers moments, à moins que malades ou faibles, ou tetant mal sans cause apparente, ils refusent de prendre le sein.

Nous reviendrons sur ces circonstances, mais on peut dès maintenant prévoir les résultats.

2° Enfants qui perdent pendant le 1er et le 2e jour.

Viennent ensuite les enfants qui perdent et dont le nombre est comme on voit considérable.

Le 1er jour : 44 ont perdu (nous mettons encore de côté les 5 derniers).

Le 2e jour : 38 ont perdu, — 1 seul est resté stationnaire pour diminuer le lendemain sans cause apparente. — 5 ont augmenté et ont continué à croître les jours suivants, à moins de complications.

Le 3e jour : 18 ont perdu, 26 ont augmenté.

Si on veut attentivement considérer le tableau, pour ce qui est du 3e jour, on s'apercevra bien vite que les enfants qui ont augmenté occupent la 1re partie et se trouvaient dans de bonnes conditions, tandis que ceux qui ont diminué étaient dans des conditions tout opposées, et presque pour chacun d'eux on peut trouver la cause de cette diminution (50 à 42, 39, 33...). Aussi en ne prenant que les observations où il n'est survenu aucun accident, on peut conclure que : Tout enfant dans des conditions normales doit accuser, dès le 3ᵉ jour, une marche ascendante.

C'est là le fait général ; il peut sans doute souffrir quelques exceptions, mais ordinairement alors il sera possible d'expliquer l'anomalie.

Si on remarque que la sécrétion laiteuse commence à s'opérer à la fin du 2ᵉ jour, et que l'augmentation de poids se fait sentir vers la même époque, il deviendra manifeste qu'une relation intime existe entre ces deux phénomènes.

Pertes éprouvées le 1ᵉʳ et le 2ᵉ jour.

Dès les premiers jours se révèle, par le poids des enfants, l'influence plus ou moins occulte qui pèsera sur eux les jours suivants. Si, en effet, du nᵒ 6 au nᵒ 49 inclusivement, on partage en deux parties égales le montant des enfants qui perdent, pour en prendre la moyenne, on obtient comme résultat :

Pour la 1ʳᵉ partie : 1ᵉʳ j. perte moyenne, 65 gr. — 2ᵉ j. 35 gr.
     2ᵉ   —   —   112   — 59

Le dernier groupe subit une perte beaucoup plus considérable que le premier, une perte à peu près double; or, les enfants dont il s'agit étaient dans de mauvaises conditions, et non-seulement ils ont perdu les premiers jours, mais ils ont continué à perdre les jours suivants ; on peut donc dès les premiers moments, par la grandeur de la quantité perdue, prévoir ce qui arrivera ultérieurement.

Quant aux autres enfants que l'on peut considérer comme ayant une marche normale, nous pouvons admettre qu'ils perdent en moyenne **65** gr. le 1er jour, et 35 gr. le **2e** jour, c'est-à-dire deux fois plus dans les premières 24 heures, que dans les 24 heures suivantes.

Comme ces moyennes ne sont que des nombres fictifs, qui ne se rencontrent que rarement, il est bon de savoir entre quelles limites varie la diminution de poids ; en passant en revue toutes les observations, nous trouvons (nos 39, 20 et 37, 8) :

1er j. maximum, 200 ; minimum, 10. — 2e j. max. 15 ; min. 5.

On ne pouvait s'attendre à de plus grandes différences ; il est vrai qu'en général les écarts sont moindres.

Les filles perdent plus que les garçons ; il suffit pour s'en convaincre, de remarquer que ceux-ci sont plus nombreux dans la première moitié de notre tableau, et les autres à la fin.

Les enfants les plus lourds sont ceux qui perdent le plus. Ceci est évident quand on compare le maximun possible de perte (nos 37 et 42) ; mais dans les circonstances ordinaires il faut tenir compte et de la vigueur de l'enfant et de l'état des seins de la mère (nos 16 et 22).

Jour où est atteint le poids de naissance.

On ne peut poser de règle qu'en prenant pour types ceux qu'aucune cause perturbatrice ne dévie de la marche régulière. — Voici ce qui résulte de la considération des 21 premiers enfants, qui se sont trouvés dans des conditions suffisamment bonnes et à peu près normales; ils sont revenus à leur poids primitif dans l'ordre chronologique suivant :

$$5 \qquad 3 \qquad 5 \qquad 3 \qquad 5$$
$$0\ \text{j.} \qquad 4^e\,\text{j.} \qquad 5^e\,\text{j.} \qquad 6^e\,\text{j.} \qquad 7^e\,\text{j.}$$

Les 3 suivants qui se trouvent en retard d'un jour, offrent comme explication de cette marche lente, le 1er, sa naissance prématurée, le 2e et le 3e, de la diarrhée survenue chez la mère. —Raisons analogues pour les nos 26 et 27; quant au 25, la mère sans doute avait peu de lait, ou l'enfant tetait mal.

De ce qui précède, on peut conclure que tout enfant qui se trouve dans de bonnes conditions, doit avoir repris le poids de sa naissance, au moins le 7e jour ; que ce poids sera atteint d'autant plus tôt que les conditions seront meilleures, mais que généralement l'enfant perdant le 1er et le 2e jour, et ne commençant à augmenter que le 3e, c'est du 4e au 7e qu'il aura son poids primitif. Si ce jour est dépassé, il faudra en rechercher la cause, et presque constamment elle sera facile à trouver, soit du côté de la mère, soit du côté de l'enfant.

Pour les cas où existent des causes de dépérissement, on ne peut rien fixer de certain, tant la cause est variable ainsi que ses effets. Nous verrons plus loin des enfants périr 1,2 mois après la naissance sans avoir jamais repris leur poids primitif.

3°. *Influences morbides.*

On pourra s'étonner du grand nombre de nos enfants, dont le développement n'a pas été régulier, la très-grande majorité n'ayant pu atteindre le 10° jour, sans éprouver un ralentissement ou même de grandes pertes. Mais que l'on songe que nos observations ont été prises à la Maternité, c'est-à-dire dans les conditions les plus déplorables: mères très-fréquemment malades, enfants très-souvent abandonnés ou négligés... pour ne parler que des influences les plus marquées.

Si en effet on passe en revue les différentes causes de diminution qui se sont présentées, on est de suite frappé de ceci, que la moindre maladie de la mère se traduit tout aussitôt chez l'enfant, par une diminution de poids, et on pourrait ajouter qu'il en est à peu près ainsi de toute affection qui atteint ce dernier.

En commençant par la fin (n° 50 à n° 43), nous trouvons 8 enfants abandonnés. On voit avec quelle régularité déplorable, chacun d'eux diminue à partir de la naissance jusqu'au moment où il sort de l'hôpital ; si on eût malheureusement attendu encore quelques jours, bien sûr on n'aurait plus eu que des cadavres. Nous reviendrons sur ce triste sujet.

Avant l'abandon, déjà trop fréquent, il arrive souvent que la mère n'a aucun soin de son enfant, et parfois même lui refuse le sein, ce qu'elle ose dire tout haut ! (n°⁵ 30 à 33.) L'enfant dépérit et, si on gronde la mère, si on la met à la diète, si on surveille le petit être et qu'une élève le fasse teter, le lendemain les garde-robes ont changé de nature, le poids a augmenté.

Ce simple aperçu suffit pour donner une idée du danger qu'il y a à laisser un enfant près de sa mère, quand celle-ci a répudié les sentiments les plus sacrés de la nature. — Là encore on pourrait voir l'influence du moral sur la sécrétion laiteuse, car il est probable que, non-seulement la mère donne le sein moins souvent, mais que le lait est encore sécrété moins abondamment. Et il pourrait bien se faire quelquefois que si une nourrice allaite mieux son enfant qu'un étranger, c'est qu'elle éprouve pour ce dernier une affection bien moins vive.

Le n° 42 est un petit avorton de 7 mois et demi qui, n'ayant jamais teté, a graduellement perdu de son poids et enfin a succombé. Entre ce cas et le n° 10, dont la marche a été des plus satisfaisantes, on trouve tous les intermédiaires. En somme, on voit sur le tableau que l'avorton reste au-dessous de la moyenne, naturellement en raison inverse de son énergie qui est généralement inférieure à celle de l'enfant à terme, et suivant l'état des seins maternels dont la sécrétion est un peu plus difficile et moins abondante.

Les gerçures et les crevasses sont des lésions fréquentes, et il est rare que l'enfant ne dépérisse pas, non à mon avis que le lait soit altéré, mais à cause du peu qui en est pris. Si le lait est abondant et si la mère donne le sein en dépit des douleurs qu'elle souffre, l'enfant se conserve et n'éprouve aucun accident; comme le plus souvent ces souffrances sont modérées et que la mère donne, mais peu à la fois et rarement (n°ˢ 34, 35); alors l'enfant a des selles vertes comme ceux qui ne prennent pas suffisamment, et il perd de son poids. Mais il n'en est plus ainsi quand les douleurs sont vives, elles sont parfois si violentes que l'allaitement est impossible.

Les n°ˢ 28 et 29 ont eu un peu d'inflammation à l'ombilic et consécutivement une ulcération légère, le cordon est tombé très-tard et le poids a augmenté très-lentement.

Quand la mère est prise de fièvre (n°ˢ 36 à 39), de céphalalgie, de malaise ou de diarrhée (n°ˢ 24, 26), tout aussitôt l'enfant dépérit. Au mal lui-même, qui diminue la sécrétion laiteuse, il faut ajouter le défaut de soins maternels, car la mère qui souffre s'occupe en général beaucoup moins de son nourrisson ; aussi quand malgré la maladie la mère reste fortement attachée à sa progéniture et donne souvent à teter, on est fort agréablement surpris de trouver dans quelques cas que l'enfant a conservé son poids.

Le n° 41 n'avait qu'un sein, l'autre ayant été détruit antérieurement, consécutivement à des abcès; aussi, malgré ses soins, l'enfant ne trouvait qu'une nourriture insuffisante et restait stationnaire. Il en est de même de l'enfant du n° 40, dont la mère avait peu de lait et un lait très-séreux.

A toutes ces causes on pourrait en ajouter un grand nombre d'autres que l'on devine facilement, et que nous retrouvons en partie au sujet de l'inanition ; mais dès ce moment on peut soupçonner que chacune d'elles peut conduire par degrés insensibles au terme extrême de la maigreur, où la vie n'est plus possible, que la marche croissante de l'enfant doit être variable étant soumise à un si grand nombre d'influences, et qu'elle peut osciller, pour le degré, entre l'état stationnaire et l'émaciation mortelle, pour la durée, entre quelques heures et des mois entiers (voir plus loin).

Il ne faudrait pas croire cependant que toute affection aura un retentissement nécessaire ; déjà nous avons mentionné quelques états morbides de la mère, compatibles avec la conservation du poids de l'enfant, et on peut trouver des exemples analogues parmi les affections qui frappent celui-ci. Ainsi le n° 14 a été vacciné et n'a rien perdu ; nous citerons encore deux érésipèles guéris sans diminution.

Méconium et fèces.

En général, le méconium est expulsé le 1er et le 2e jour, le 3e, les selles sont mélangées et le 4e elles sont jaunes. Telle est la règle quand l'enfant est bien alimenté. Quand le colostrum ou le lait est très-abondant et que l'enfant tette bien, les selles mélangées apparaissent le 2e jour, et le 3e elles sont jaunes (n° 1) ; cette précocité de selles jaunes est encore plus nette quand un enfant vigoureux est mis au sein d'une bonne nourrice, dès la fin du 2ᵉ jour, cette coloration franche peut exister. Quand l'enfant rend très-promptement son méconium et perd peu de son poids (nᵒˢ 12, 20), le changement de couleur est encore rapide.

L'inverse a lieu quand l'alimentation est insuffisante. Le méconium tarde à disparaître, puis viennent simplement des selles mélangées et point de selles jaunes ; si le lait pris est par trop insuffisant, les selles mélangées elles-mêmes manquent, le méconium persiste en changeant d'aspect, et on a des selles vertes d'un vert foncé spécial dont le nombre et la quantité diminuent considérablement. — Comme le méconium, elles se composent du résidu des sécrétions intestinales et biliaires, qui, pour être moindres, n'en continuent pas moins à se faire. Les enfants abandonnés (nᵒˢ 43 à 50) fort mal allaités, démontrent parfaitement tout ce que nous venons de dire.

Si chez un enfant bien alimenté et dont les selles sont d'un beau jaune, il arrive que l'alimentation diminue, aussitôt les selles deviennent mélangées, puis vertes comme précédemment (8 et *passim*) et l'inverse se reproduit, si de nouveau du lait en abondance vient réparer les pertes éprouvées par le nourrisson.

Ce caractère des selles, qui est un excellent signe d'une alimentation insuffisante, a été jusque-là méconnu et à tort confondu avec la diarrhée. Il n'est pas juste d'appeler de ce nom ces selles vertes, pas plus que les selles mélangées. Chez l'enfant comme chez l'adulte, la diarrhée est caractérisée par des selles liquides, abondantes et répétées. Ici, au contraire, les selles sont rares, en petite quantité et simplement nulles. On pourrait encore moins appeler lienterie des selles mélangées, parce qu'elles contiennent des grumeaux de lait non digéré, ce qui est un fait habituel.

Les selles mélangées qui succèdent au méconium coïncident, en général, avec le gonflement des seins ou le début de la sécrétion laiteuse, et les selles jaunes avec la fin de la montée du lait. C'est que le liquide mammaire, rare avec le colostrum, devient beaucoup plus abondant avec le lait ; aussi quand la sécrétion tarde à se faire, les selles jaunes tardent à paraître.

Inutile d'insister sur la relation qui existe entre le poids et l'aspect des fèces ; un simple coup d'œil jeté sur le tableau suffit pour être édifié sur ce point, et en parlant de la marche du poids, c'est parler du degré d'alimentation : l'une fait connaître l'autre. Ainsi les selles du début deviennent mélangées quand le poids augmente, puis jaunes si l'accroissement est normal, et elles conservent toujours cette apparence tant que le poids va croissant ; mais elles deviennent mélangées ou mêmes vertes si le poids diminue.

Colostrum.

On admet généralement que le colostrum est un purgatif destiné à l'expulsion du méconium. C'est là une idée purement théorique et sans fondement ; rien ne l'appuie, le méconium est rendu naturel et les selles ne sont nullement liquides, ainsi que devrait le faire un purgatif ; et si l'enfant prend, le 1er jour, 10 à 30 gr. de colostrum, et le 2e jour 150 gr., il n'y a, malgré cette différence de quantité, aucun changement dans l'aspect de l'excrétion intestinale. Bien souvent, d'ailleurs, avant que l'enfant ait rien pris, déjà il a rendu une grande quantité de méconium. Ce qui est exact, c'est que l'expulsion de cette substance est d'autant plus prompte, que la sécrétion laiteuse se fait plus tôt et plus abondamment (n°ˢ 1, 2...). S'il est vrai qu'alors le colostrum lui aussi est plus abondant, rien ne prouve qu'il agisse autrement que par sa quantité. Une preuve décisive sur ce point, c'est que si on met un nouveau-né immédiatement au sein d'une nourrice, dans le cas où il tette bien, dès 30 à 40 heures les selles sont mélangées, et à la fin du 2ᵉ jour, elles sont jaunes et d'un beau jaune qui surprend même les personnes le plus habituées à voir de jeunes enfants. Ce fait, contraire à l'opinion de quelques auteurs, a été par moi bien constaté, et d'ailleurs plusieurs fois confirmé par Mᵐᵉ Alliot.

Le colostrum, à l'instar du lait, agit donc comme aliment en poussant au devant de lui le contenu de l'intestin.

L'opinion qui attribue au colostrum une vertu purgative, m'a engagé à rechercher ce que pouvaient être les effets d'un purgatif réel. A cette fin, indistinctement et sans autre motif, on a administré à 5 enfants (n°ˢ 50 à 54) 10 gr. de sirop de chicorée, très-peu de temps après la naissance, si on excepte le n° 52 qui né le soir à 9 heures, n'a été purgé que le lendemain matin. Pour étudier les effets produits, il faut mettre de côté le n° 50 qui, abandonné plus tard, a, comme ceux qui le précèdent, graduellement et constamment perdu jusqu'au moment de sa sortie ; quant aux autres, on peut ainsi résumer ce qu'ils ont offert de particulier : le méconium rendu a été beaucoup plus abondant, liquide et moins coloré ; la perte du 1er jour a été plus considérable, et dès le 2e jour, le poids a commencé à croître pour continuer à augmenter un peu plus que d'ordinaire, les jours suivants ; les selles mélangées ont paru plus tôt, mais ont persisté plus longtemps.

L'augmentation du 2e jour est due sans doute en partie à ce que, l'intestin vidé d'abord, il y a eu ensuite moins de pertes de ce côté. Mais on doit aussi croire que l'appétit a été excité et que l'enfant a teté davantage ; la preuve, c'est que 3 d'entr'eux (nos 51, 52, 54) ont rapidement augmenté, les jours suivants. Quant au n° 53, son état presque stationnaire n'a pas trouvé d'explication. Le n° 55, atteint d'une affection syphilitique du foie, a perdu les derniers jours de la vie.

De ce petit nombre de faits, on peut conclure que le sirop de chicorée ayant des effets différents de ceux du colostrum et jouissant de la propriété, par ses vertus purgatives, d'exciter l'appétit du nouveau-né, sera inutile si l'enfant est vigoureux et tette activement, mais pourra rendre de précieux services s'il est faible, endormi, inerte et n'éprouve aucun désir du sein.

Le colostrum est-il donc destiné à l'enfant, ou celui-ci n'est-il pas naturellement en état de se contenter de colostrum ? Cette dernière manière de voir nous paraît la plus rationnelle.

Le lait ne peut être sécrété en un instant, et la nature qui opère le travail de l'accouchement, ne peut à ce moment présider à la sécrétion laiteuse. Le colostrum qui existait persiste donc jusqu'à ce que l'économie, débarrassée du surcroît de nutrition dont elle était chargée, reporte les matériaux nutritifs sur un autre organe, et c'est alors que les seins sont le siége des phénomènes que l'on connaît.

Jusque-là, l'enfant dont le tube digestif n'a point fonctionné et cependant se trouve rempli, peut se contenter du liquide séreux des mamelles, en ce sens que l'appétit et la faim ne se font point sentir. Mais les déperditions sont les mêmes qu'elles le seront plus tard et tout aussi dangereuses.

Chute du cordon.

La conviction de Winckel étant que la chute du cordon coïncide avec l'augmentation du poids, nous avons dû chercher à vérifier l'exactitude de cette coïncidence qui nous paraissait étrange. Les faits nous ont bien vite démontré le peu de fondement de cette opinion, et il suffit de jeter les yeux sur notre tableau, où la chute du cordon est indiquée par une petite croix *, pour se convaincre qu'il n'en est point ainsi.

Il nous est d'ailleurs difficile d'admettre cette proposition sur laquelle se base l'auteur : « Chez la moitié des enfants, la chute du cordon a lieu le 3ᵉ jour ; chez un quart, le 4ᵉ. » N'ayant trouvé nulle part de statistique qui pût nous renseigner sur ce point, nous présenterons les résultats de 80 faits que Mᵐᵉ Alliot a bien voulu relever sur notre demande, en tenant compte de l'heure de la naissance et de l'heure de la chute :

3ᵉ j.	4ᵉ j.	5ᵉ j.	6ᵉ j.	7ᵉ j.	8ᵉ j.	10ᵉ j.
6	22	25	18	5	2	2

Ici le maximum a lieu le 5ᵉ ; puis viennent le 4ᵉ et le 6ᵉ. Il y aurait donc une bien grande différence, sous ce rapport, entre la France et l'Allemagne.

Toujours est-il qu'il n'existe aucune relation entre l'augmentation du poids qui a lieu le 3ᵉ jour, et la séparation funiculaire qui se fait en moyenne le 5ᵉ jour. — Aussi persistons-nous à rattacher le premier phénomène à la sécrétion laiteuse qui s'opère à la même époque.

Tout ce qu'on peut dire de la chute du cordon, c'est qu'elle est un peu plus prompte quand la nutrition est active, que dans les cas opposés, ainsi que le démontre notre tableau, puisque au commencement on y voit la chute plus précoce que vers la fin. C'est surtout quand l'élimination n'est pas franche (nᵒˢ 28, 29) mais s'accompagne de phénomènes inflammatoires que le retard est prononcé.

D'autres influences contrebalancent celle de la nutrition, et par exemple la grosseur de l'appendice qui est une cause de retard dans cette élimination.

Des deux cas où la séparation s'est faite le 10ᵉ jour, l'un a été pris aux infirmeries sur un enfant né avant terme, faible et mal alimenté ; l'autre était à terme et en bon état, sans doute, puisque rien n'est noté à son sujet.

CHAPITRE II.

DE LA QUANTITÉ DE LAIT NÉCESSAIRE A L'ENFANT.

Nous aurons à rechercher la quantité de lait prise par l'enfant, comme précédemment, dans les circonstances suivantes : d'abord à l'état physiologique et aux différents âges, que l'enfant soit au sein maternel ou au sein d'une nourrice ; puis à l'état pathologique, que l'influence morbide provienne de la mère ou de l'enfant.

Jusqu'ici, la question de quantité a été l'objet de peu de recherches. Nous ne connaissons que celles de M. le professeur N. Guillot, qui ont eu pour effet, plutôt de faire connaître la valeur moyenne de la tetée, que le poids du lait pris en 24 heures, puisque celui-ci n'était obtenu que très-arbitrairement en le supposant égal à 25 tetées semblables. — Je ne serais pas étonné que des expériences eussent déjà été faites dans le même sens, mais moins nombreuses et moins bien revêtues du caractère d'une méthode rigoureuse, elles sont restées muettes : ainsi M. Payen (*Journal de Chimie médicale* 1828), parle d'un enfant qui fut pris d'accidents du côté du tube digestif, parce qu'il prenait 1100 gr. d'un lait très-riche en substances solides.

On trouve encore dans les auteurs (Burdach), quelques données vagues qui, n'étant pas appuyées sans doute sur des faits positifs, n'ont point eu la force de pénétrer dans la science.

Il existait d'ailleurs un moyen très-simple de se faire une idée de la quantité de lait nécessaire, c'était de peser sinon celui de la femme au moins celui de vache; il y a tout lieu de croire que ces deux poids sont sensiblement égaux. C'est une expérience qui sans doute a été faite souvent avec plus ou moins de rigueur.

On s'est bien plus occupé des caractères chimiques et microscopiques, et cependant ce ne sont pas là des mé-thodes qui peuvent devenir vulgaires, et dont l'utilité doit être bien fréquente; pour mon propre compte, j'ai trouvé peu d'avantages à me servir du microscope, et de plus habiles que moi ne sont pas éloignés de croire au peu d'utilité de cet instrument. Je suis donc persuadé que la question de quantité doit primer toutes les autres, et que la balance d'un maniement facile et à la portée de tous, est encore le moyen le plus exact et le plus certain. Si le lait est pauvre, n'est-il pas aussi moins abondant, et quand il est trop riche, n'est-il pas aussi en trop grande quantité? C'est effectivement ce que nous avons cru reconnaître en nous aidant et de notre faible savoir micrographique, ou mieux de la simple inspection et de l'emploi de la balance. Dans l'observation de M. Payen, il est dit que le lait était très-riche, mais aussi extrêmement abondant. Et quand on étudie les symp-tômes indiqués par les auteurs, on trouve qu'ils peuvent dépendre tout aussi bien d'un excès (en plus ou en moins) de la quantité absolue du lait, que de la quantité relative de ses éléments.

Ce n'est pas que nous niions l'influence de ces altérations; pour rester dans le vrai, il ne faut rien exagérer, mais de nouvelles études sont nécessaires pour confirmer et préciser cette manière de voir. Désormais, à l'étude de la composition chimique ou microscopique, il faudra joindre celle de la quantité.

Restent d'ailleurs les cas très-nombreux où la quantité est réellement en défaut, et à elle seule constitue l'altération essentielle, celle sur laquelle doit se porter toute l'attention; c'est en effet, nous le répétons, en voyant l'enfant dépérir et perdre graduellement de son poids, qu'il nous est venu à la pensée de rechercher quelle quantité de lait lui est nécessaire pour les 24 heures.

Peser l'enfant bien emmailloté avant et après la tetée, ainsi que l'avait déjà fait M. N. Guillot, donne assez exactement le poids du lait. Il est une cause d'erreur qui peut être négligée quand il s'agit de chiffres élevés.

L'enfant qui tette, perd par la transpiration cutanée et pulmonaire, et bien plus encore par l'évaporation des urines qui filtrent à travers les linges. Quand la chaleur est grande, comme au mois de juin, qui fut l'époque du plus grand nombre de nos pesées, la déperdition s'élevait dans l'intervalle des tetées, c'est-à-dire pendant environ 2 heures, à 8, 12, 15 gr. Pour l'ensemble des tetées d'un jour, il faudrait donc ajouter 20 à 30 gr. ainsi perdus au résultat final. Ceci connu, on aura avec certitude, le poids de lait pris en 24 heures, en suivant le même enfant pendant cette période de temps. C'est ce qu'il m'a été possible de faire, grâce à des élèves dévouées qui se sont chargées de passer le jour et la nuit près d'un petit nombre de ces jeunes êtres, en ayant soin de noter pour chaque tetée les instants auxquels l'enfant était mis au sein et en était retiré, et la quantité de lait qu'il avait prise.

Malgré la rigueur de ce procédé, nos conclusions diffèrent tellement de celles de M. N. Guillot, que pour décider notre conviction, nous avons dû multiplier les faits et redoubler d'attention. Toutefois nos résultats immédiats, c'est-à-dire les poids des tetées, ont avec les siens une grande analogie, et si ce maître a considérablement exagéré en admettant que le nouveau-né prend au moins 1 kilogr., et après 2 mois généralement plus de 2 kilogr. ; si même il arrive, d'après ses calculs, à admettre des nombres encore plus extraordinaires, c'est qu'il a eu trop de confiance en ses nourrices. Assurément elles n'ont pas donné le sein 30 fois et plus en 24 heures, et quand l'enfant tetait devant l'observateur, il y avait plus d'une 1/2 heure qu'il avait pris le sein ; aussi cette tetée ne pouvait-elle être prise comme moyenne, mais comme un maximum, et multiplier ce nombre par 25, c'était de deux manières multiplier l'erreur.

Nous avons mis en tableau, pour être aperçus à un simple coup d'œil, les différents résultats obtenus à l'aide d'un grand nombre d'expériences. Toutes nos observations ne sont pourtant pas relatées, quelques-unes manquant de renseignements suffisants ou de plusieurs pesées. Ce n'est pas que, dans un petit nombre de cas, pour compléter les 24 heures, nous n'ayons ajouté un nombre obtenu en prenant la moyenne des tetées précédentes, mais nous avons été sobre de ces corrections, préférant abandonner ces observations, que de risquer des erreurs en corrigeant au hasard.

Aussi croyons-nous pouvoir compter sur l'exactitude des nombres que nous donnons ; ils ont été pris avec conscience et sans idée préconçue, et ne reposant pas sur quelques faits isolés, l'erreur possible se trouve rectifiée par l'ensemble.

Nous regrettons seulement de ne pouvoir présenter des faits plus variés, mais c'est chose pénible que de prendre de pareilles observations, et pour un fait isolé on ne pouvait sacrifier 24 heures.

A cause du défaut d'espace et du peu d'intérêt que cela devait offrir, nous avons négligé de donner certaines notions sur notre tableau, telles que les heures où les enfants ont été mis au sein et en ont été retirés. Nous préférons émettre quelques propositions qui, en étant déduites, suppléeront avec avantage à ces indications, d'ailleurs muettes par elles-mêmes.

En général, l'enfant mis au sein y est resté 10 à 20 minutes, rarement 30 ou plus. Cette durée est loin d'être proportionnelle à la quantité prise ; quelquefois, il tette bien, prend beaucoup et vite ; d'autres fois, il tette mal, prend lentement et peu. Il faut aussi tenir compte de l'abondance du lait et de son issue plus ou moins facile, en même temps que de la bonne volonté de la mère ; quand celle-ci donne mal, une élève, par sa présence et ses soins, peut faire prendre beaucoup, ainsi que je l'ai constaté plusieurs fois.

L'intervalle des tetées a été en moyenne de 2 heures, et le total de celles-ci s'est élevé à 10 pour les jeunes enfants, et à 7, 8, pour ceux âgés de quelques mois. On pourrait accuser cette manière de faire d'être trop uni-forme, et croire qu'il serait préférable de suivre les goûts de l'enfant, en ne le mettant au sein que quand il en manifeste le désir ; c'est ce qui a été en partie ob-servé. Il arrive en effet quelquefois qu'il reste calme longtemps et dort pendant 4, 6 heures et plus. On a alors respecté son sommeil, mais sans dépasser 3 ou 4 heures pour les petits, et 4 ou 6 heures pour les gros.

Parfois, au contraire, il se réveille avant les 2 heures, et exige qu'on le mette au sein, mais il est rare alors que la tetée soit bonne, surtout si la précédente a été suffisante. Un bon repas est généralement suivi d'un bon sommeil, comme aussi peu de lait pris est aussi une rai-son pour que le sommeil soit court et léger.

Si très-souvent, après un long intervalle, la tetée a offert un abondant repas, de telle sorte, en définitive, que s'il tette souvent il prend peu à la fois, et que le total finit par être le même que s'il tette rarement mais avec le sentiment de la faim, quelquefois aussi la tetée n'a pas été plus copieuse.

La quantité de lait est bien plus en rapport avec l'ap-pétit, qui varie chez lui comme chez l'adulte, et pour des raisons soit inconnues, soit appréciables, qu'avec l'espace qui sépare les repas. Quelques-uns, en effet, tettent mieux à certains moments de la journée ou de la la nuit, spécialement le matin ou le soir. Cette remarque, faite par quelques nourrices et constatée dans quelques observations, est utile à connaître ; elle apprend qu'il est possible d'habituer l'enfant à se passer du sein à certaines heures où il serait pénible de le donner.

Pour éclairer sur la valeur de nos expériences, nous avons continué la même observation pendant 2, 3, 5 jours; et comme l'enfant a augmenté au bout de ce temps, il faut bien en conclure que la nourriture a été suffisante. Si l'enfant a diminué, c'est qu'il a pris moins de lait, et le plus souvent il a été possible d'en retrouver quelque part le motif. On ne pouvait mieux savoir ce que devenait l'enfant en prenant telle ou telle quantité de lait, qu'en le pesant avant et après l'expérience; c'était le seul moyen de savoir au-dessus et au-dessous de quelles limites il augmente ou diminue. Ces deux pesées, auxquelles il ne faudrait pas sans doute attribuer une valeur absolue, puisque plusieurs causes peuvent induire en erreur, indiquent ordinairement néanmoins, quand elles sont faites avec les précautions voulues, quel est le résultat de l'allaitement.

Ajoutons que les nourrices qui sont attentivement surveillées ne donnent pas autrement le sein et ont cependant des enfants qui augmentent régulièrement.

Maintenant examinons la quantité de lait prise par l'enfant, et pour plus de netteté établissons les 4 groupes suivants :

A. — Premiers jours de la vie. — Enfants au sein maternel.

B. — Premiers jours de la vie. — Enfants au sein d'une nourrice.

C. — Premiers mois.

D. — Influences morbides.

Un seul mot suffira pour rendre intelligible le contenu du tableau. La première colonne verticale contient l'indication du sexe, du poids à la naissance et de l'âge fœtal, si l'enfant est avant terme. — Dans chaque colonne horizontale, la première ligne donne l'âge de l'enfant au début de l'expérience et les quantités de lait pris à chacune des tetées effectuées en 24 heures. Quand plusieurs jours d'expériences se suivent, l'âge n'est pas répété, un simple trait indique la chose ; la deuxième ligne donne le poids de l'enfant au commencement et à la fin du jour et le poids total du lait pris pendant ce temps (T. II).

A. — *Quantité de lait fourni par le sein maternel pendant les premiers jours de la vie.*

Voyons d'abord ce que prend l'enfant ; puis nous rapprocherons nos résultats de ceux obtenus en étudiant les modifications du poids, afin de voir s'il existe quelques relations entre ces deux ordres de faits.

1er *jour* : Les nos 1, 2, 3 nous apprennent que la quantité de colostrum prise en 24 heures est de 24-33-7 gr. En présence d'une si faible dose, on est surpris et étonné, on craint de s'être trompé ; une à deux cuillerées à bouche ! C'est ce qui est arrivé à **M. N. Guillot** lui-même ; il est dit, dans sa 3e observation, que l'enfant fut pesé le 1er jour et n'accusa aucune augmentation ; effectivement il ne devait rien prendre, ou quelques grammes à peine.

C'est que l'enfant de cet âge, tette mal ; sans énergie, il se fatigue vite, et si on ne le stimule pas, il s'endort bientôt. Souvent on croit qu'il tette et, en vérité, il n'avale rien ; les chiffres précédés du signe — indiquent qu'il en est ainsi, et en outre que, par l'évaporation qui continue, il perd de son poids.

Il est cependant des cas où cette quantité est beaucoup plus grande : c'est quand l'enfant a dès le 2ᵉ jour augmenté ; cela est évident, bien que nous n'en ayons pas la preuve matérielle, et c'est ce que démontrent d'ailleurs les cas où les enfants ont été mis immédiatement au sein d'une nourrice et comme les précédents ont augmenté dès les premières heures (n° 8).

2ᵉ jour : La quantité est déjà plus considérable, 142-169-164 gr. — L'enfant a plus d'appétit ; il tette avec plus d'énergie, et le colostrum est plus abondant.

3ᵉ jour : La sécrétion laiteuse s'opère, et déjà l'allaitement est presque normal, 385-411-372 gr.

4ᵉ jour : La sécrétion laiteuse est opérée, et l'enfant prend dès maintenant ce qu'il prendra désormais pendant les premiers temps de la vie, 555 gr. (n° 4.) Quant au nombre 291 (n° 3), il est trop faible, aussi l'enfant a diminué. Il est à regretter que la cause de cette diminution n'ait pas été notée.

Les jours suivants, la quantité, quoique variable, ne dépend plus de l'âge.

5ᵉ J. : 612-453. — 6ᵉ J. : 554. — 9ᵉ J. : 542. — 17ᵉ J. : 460.

Ce dernier nombre 460, faible en lui-même est, relativement au poids de l'enfant, assez élevé ; aussi celui-ci a-t-il augmenté.

D'après ce qui précède, nous allons voir qu'il existe, entre l'accroissement et la quantité de lait prise, une relation très-évidente et très-nette :

Le 1ᵉʳ j., l'enfant ne prend presque rien, moins de. .   30 gr.
Le 2ᵉ j., il prend un peu plus de   150
Le 3ᵉ j., la sécrétion s'opère, et le lait est assez abon-
    dant   400
Le 4ᵉ ét le 5ᵉ j. enfin, la sécrétion opérée, le lait abonde   550

Il est de rigueur, avec de pareils chiffres, que l'enfant perde beaucoup le 1ᵉʳ jour, peu le 2ᵉ jour, augmente le 3ᵉ jour, et plus encore les jours suivants. C'est effectivement ce qui a lieu, ainsi que nous l'avons vu dans le chapitre précédent.

Le nº 2 a perdu beaucoup les 19 premières heures et le jour suivant ; aussi le lendemain, quoiqu'il ne prenne que 169 gr., il augmente légèrement ; c'est sans doute que, le tube digestif étant vide, il a conservé le résidu du premier lait. — Le nº 3 a peu teté et perdu le 3ᵉ jour, sans qu'on se soit aperçu du motif. — Le nº 3 est très-régulier, c'est un type. — Les nᵒˢ 6 et 7 n'augmentent pas très-énergiquement.

Si l'enfant prend peu de lait le 1ᵉʳ et le 2ᵉ jour, c'est dire que la diète est bien supportée, en apparence du moins. On ne voit point en effet l'enfant qui n'a pas encore pris de nourriture, rechercher le sein avec avidité et pousser des cris déchirants comme il le fera plus tard, si la faim vient à se faire sentir, quand déjà il aura été alimenté ; particularité vraiment digne de l'attention du physiologiste. — Mais ce calme est trompeur ;

l'enfant dépérit, silencieusement il est vrai, mais avec une égale rapidité ; et comme la perte totale possible reste la même, cette diète est aussi fâcheuse qu'elle le sera plus tard. Nous ne pouvons donc admettre cette idée de certains chirurgiens, que la diète étant bien supportée les premiers jours, les opérations chirurgicales seront faites de préférence à cette époque. Il faudrait ainsi modifier cette manière de voir : l'enfant ne prenant presque rien le 1er et le 2e jour, l'opération, celle du bec-de-lièvre ,par exemple, faite immédiatement après la naissance, n'ajoutera que très-peu à la perte que très-ordinairement l'enfant subit à cette époque ; mais il serait dangereux d'opérer quand, déjà affaibli, il commence à reprendre ce qu'il a perdu.

Que si pour un enfant vigoureux, cette faible alimentation des premiers jours est sans danger, en sera-t-il de même pour l'avorton ? Cette déperdition de substance, qui se fera sentir pendant plus longtemps encore que chez le précédent, à cause de la difficulté de teter les seins maternels, ne lui sera-t-elle pas nuisible ? C'est notre avis (V. plus loin) ; et nous pensons que le lait d'une bonne nourrice est une nourriture facile à prendre et utile, bien innocente des funestes effets qu'on lui a attribués. Les nouveau-nés que l'on a confiés à la Maternité, immédiatement après la naissance à d'excellentes nourrices, n'ont éprouvé, s'ils étaient bien développés, ni vents, ni coliques, ni aucun des accidents que l'on a imputés surtout au lait des accouchées de vieille date et que l'on retrouve dans les cas d'allaitement maternel. L'enfant n'a point perdu, a eu rapidement de belles garde-robes et s'est bien porté. S'il s'agit d'un enfant très-faible, et qu'il survienne quelques accidents, tels que la diarrhée jaune, le muguet, c'est qu'ils seraient survenus alors même que le sein étranger eût été donné plus tard. C'est ce qui arrive, en effet, assez fréquemment et ce qu'on peut attribuer dans bien des cas à ce que la nourrice donne trop à la fois et à de trop rares intervalles, pour un tube digestif si délicat. De sorte qu'on se trouve entre deux écueils ; d'un côté la mère qui n'a pas assez et une nourrice qui a trop ; mais la première ne peut donner plus, et celle-ci peut donner moins et mieux.

Pour un enfant bien développé, faut-il le mettre immédiatement au sein maternel et le faire teter les premiers jours ? La réponse varie avec les circonstances et laisse une grande latitude d'action. Ce qu'il prend est en si faible quantité qu'on pourrait facilement lui faire supporter une diète absolue pendant un et deux jours, et même plus et qu'il serait sans inconvénient de suppléer au colostrum par n'importe quel breuvage, eau sucrée ou autre aussi peu nutritif. Car qu'est-ce qu'un peu d'eau sucrée, quand il faudrait 500 gr. de lait ? La sécrétion laiteuse ne serait que très-peu modifiée, s'il faut s'en rapporter au cas d'un de nos enfants qui, mis au sein d'une nourrice pendant les deux premiers jours, puis au sein maternel le 3e jour, continua à croître régulièrement comme les quelques enfants qui, constamment avec leurs mères, ne perdent jamais rien. Mais en somme, puisqu'il n'y a pour lui aucun avantage à être séparé de celle qui vient de lui donner le jour, tandis que près d'elle il s'habitue à teter, forme le mamelon et prend quelque chose, ou même quelquefois beaucoup, à moins de raisons particulières, c'est assurément cette dernière conduite qu'il faudra tenir.

B. — *Quantité de lait fourni par les nourrices.*

On prévoit qu'ici les chiffres seront plus élevés que quand l'enfant est laissé au sein de sa mère, puisque l'abondance du lait est plus grande et que le moindre effort suffit pour l'extraire. C'est, en effet, ce qui a lieu, pour les premiers jours du moins, car plus tard la quantité ne peut que se rapprocher du maximum et non le dépasser si l'enfant tette régulièrement.

Pour le 1er et le 2e jour, nous trouvons ici 298 et 258 gr. (n° 8), nombres supérieurs à ceux qui leur correspondent et que nous avons rapportés plus haut (n°˚ 1, 2, 3). L'enfant, quoique avant terme, était cependant assez énergique et tettait bien, mais un autre plus fort eût sans doute pris davantage. — Toujours est-il que cet enfant n'a pas diminué et que, mis ensuite au sein de la mère, il a continué à croître comme s'il était resté constamment près d'elle, ce qui prouve que la sécrétion laiteuse n'a pas été modifiée par cet éloignement. Nous rappellerons encore que ses selles étaient jaunes dès la fin du 2e jour.

La quantité de lait prise ici, quoique assez considérable, surtout si on tient compte du faible poids de l'enfant, est cependant inférieure à ce qu'elle a dû être plus tard. Ceci prouve que le nouveau-né tette moins bien les premiers jours qu'il ne le fera ultérieurement, puisque l'état des seins restant le même il prend moins dans les premières circonstances. Ainsi se trouve confirmée l'opinion que nous avons émise plus haut, que si l'enfant au sein maternel prend peu et perd de son poids, cela tient à deux causes : à la faible quantité du colostrum et au défaut dénergie dans l'acte de la succion.

Nous ferons remarquer que le nouveau-né qui commence à augmenter prend une quantité de liquide alimentaire fort insuffisante, avec laquelle il ne manquerait pas de diminuer de poids quand il sera en pleine voie de croissance. On est obligé d'admettre un ralentissement des fonctions excrétoires ; probablement la matière alimentaire incomplétement absorbée reste dans le tube digestif.

Pour les jours suivants nous trouvons des nombres encore élevés, 620, 636... Mais remarquons que la première tetée est généralement très-forte : la nourrice, s'attendant à voir peser son enfant, le laisse jeûner pour qu'il prenne abondamment. C'est ainsi que le n° 9, ayant trop copieusement teté sans doute, fut pris de diarrhée et le jour suivant perdit l'appétit et diminua.

C. — *De la quantité suivant l'âge.*

Nos observations portent sur des enfants âgés de 1 à 11 mois ; nous aurions voulu pouvoir en présenter un plus grand nombre au-dessus de 6 mois, mais ces enfants sont rares à la Maternité et leur volume, leur indocilité rendent ces pesées difficiles, et d'ailleurs l'utilité de ces recherches diminue à cet âge, attendu que la nourriture n'est plus exclusivement lactée ; aussi espérons-nous que celles que nous consignons ici seront pleinement suffisantes.

Au premier coup d'œil nous voyons bien que la quantité croît avec le poids et l'âge, mais aussi que cette augmentation n'est nullement uniforme, ni exactement proportionnelle aux deux données précédentes, et qu'il est difficile de saisir chacune des influences qui viennent compliquer le problème. Pour arriver à la loi il faut donc raisonner sur les faits, considérer leur ensemble et ne pas les prendre isolément tels qu'ils se présentent.

Si nous mettons de côté le n• 22 à 11 mois, pour y revenir, il nous reste des enfants âgés de 25 jours à 7 mois qui ont pris des quantités de lait dont le maximum est 977 gr. et le minimum 553. Ce dernier nombre est un peu faible ; il appartient à une fille qui, à 6 mois, prenait encore un peu moins que les autres et aussi augmentait moins ; en le négligeant, il reste 602 comme minimum. Si maintenant nous cherchions à classer les âges d'après la quantité qu'ils prennent, nous aurions :

25 jours à 2 1/2 mois	602 à 662 gr.
2 mois à 4 1/2 mois	649 à 724
5 mois	807 à 890
6 mois à 7 mois	912 à 977

Il existe évidemment entre ces nombres des transitions trop brusques pour qu'il en soit régulièrement ainsi ; si donc, d'après nos observations, nous admettons que la quantité est comprise pour 1 mois à 3 mois, entre 600 et 700, il lui faudra supposer les limites 700 et 600 pour 3 à 5 mois, afin que à 5 mois elle dépasse 800 et à 6, 7 mois, 900 gr. — Pour arriver à ce dernier nombre, nous avons dû supprimer 721 obtenu à 6 mois, et qui appartient à la fille dont nous avons déjà parlé pour les faibles doses qu'elle prenait. Peut-être y a-t-il eu quelque cause cachée qui a passé inaperçue ; mais son poids à 6 mois, étant de beaucoup inférieur à la moyenne, cette lenteur de l'accroissement explique assez bien ces faibles quantités et nous excuse de ne pas en tenir compte comme fait normal. — Ajoutons encore que le 14, a pris 704 gr. le 1er jour, à cause du grand désir qu'avait la nourrice de passer pour donner le plus.

Il est un grand nombre d'influences qui agissent sur le degré de la quantité, le sexe, le poids, l'âge et surtout la vitesse d'accroissement, sans en compter beaucoup d'autres plus fugaces et plus difficiles à saisir ; ainsi s'expliquent les variations trouvées plus haut.

Le sexe a une action ici très-évidente : il suffit de comparer le 18 et même le 22 (à 4 $^1/_2$ et 7 mois), avec les garçons du même âge.

Quant au poids, son influence est manifeste et n'a pas besoin de démonstration, surtout si on fait voir que celle de l'âge est beaucoup moins réelle. Or la fille n° 22, ayant eu à 7 $^1/_2$ mois, un érysipèle qui dura 1 $^1/_2$ mois et lui fit perdre plus de $^1/_5$ de son poids, plus tard à 11 mois, bien qu'elle fût depuis longtemps rétablie et en bonne voie de croissance, elle prenait moins cependant que 4 mois auparavant, tetant plus souvent et peu à la fois, et pourtant le poids était redevenu presque le même.

Mais la circonstance qui domine les autres, c'est la vitesse du développement : cette opinion, fondée sur l'observation attentive des faits et que l'on admettra sans peine en se rappelant que l'enfant doit teter beaucoup quand il croît rapidement, pourrait ici trouver sa confirmation. Il suffirait de consulter quelques-uns des poids qui précèdent et suivent les expériences, mais ces accroissements de poids n'expriment pas exactement ceux du corps. Je préfère m'en rapporter à d'autres pesées, où le fait était plus net, mais qui ne sont pas ici consignées ; ainsi, par exemple, les nourrices savent très-bien dire, quand l'enfant est pesé tous les jours, s'il doit avoir augmenté, ou encore comparer les poids acquis par les enfants depuis la naissance (18 et 20, 20 et 22 à 7 mois).

Si donc, on s'attendait à voir la quantité de lait progresser considérablement avec l'âge, doubler et tripler avec le poids, et si nos observations ont démontré qu'il n'en est point ainsi, il me semble, dis-je, qu'on s'expliquera facilement cette anomalie en songeant que le besoin de nourriture est surtout en rapport avec l'activité de la croissance. Or, celle-ci est particulièrement grande pendant les premiers mois et elle se ralentit beaucoup à mesure qu'on approche de la fin de la première année.

Remarquons d'ailleurs que vers 6, 7 mois, l'enfant commence à manger et prend un peu moins de lait. — Quoique, le jour de l'expérience, nous ayons suspendu tout aliment étranger, peut-être avec des enfants exclusivement allaités et bien vigoureux, on eût dépassé les chiffres que nous avons obtenus, toutefois nous croyons que jusqu'à 9 mois, alors même que le lait serait l'unique nourriture, le maximum du nécessaire serait encore 1 kil. et que rarement ce chiffre serait dépassé. C'est pour avoir teté 1100 grammes de lait que l'enfant de M. Payen fut pris d'accidents du côté du tube digestif. — A *fortiori*, si on tient compte de l'usage où l'on est de donner à l'enfant quelques substances étrangères, restera-t-on au-dessous de ce nombre ; et il est permis de croire que l'allaitement atteint son *summum* d'activité vers **6** mois, puis diminue à mesure que l'enfant prend davantage des aliments qui plus tard devront lui suffire seuls.

J'ai vu ce qu'était la nourriture nécessaire aux nourrices chargées de deux enfants âgés, l'un de 6, 7 mois, l'autre de 15, **20** jours, et vraiment elle était peu abondante pour un surcroît de 1,500 gr. de lait (1 kil. 500) à fournir.

Si maintenant, jetant un coup d'œil rétrospectif sur ce que nous avons dit dans les trois chapitres qui précèdent, nous voulons résumer en quelques mots nos conclusions, nous exprimerons ainsi notre manière de voir : de la naissance à **9** mois, la quantité de lait prise par l'enfant varie de quelques grammes à 1 kil. ; les différentes modifications qu'elle subit avec les âges peuvent être représentées par les moyennes suivantes :

1er jour,	30 gr.	après le 1er mois	650
2e —	150	— 3e —	750
3e —	450	— 5e —	850
4e —	550	de 6 mois à 9 mois . . .	950

Ce sont là, il faut le rappeler, des moyennes qui ne conviennent qu'à des enfants qui tettent convenablement. Si quelquefois ces chiffres sont dépassés, beaucoup plus souvent l'enfant pourra prendre moins, si par exemple il est indisposé ou malade, et quelquefois sans motif appréciable. Nos observations démontrent d'ailleurs combien grandes sont les variations, et que le même enfant peut prendre moins un jour, et plus le lendemain, sans qu'on puisse toujours en savoir la raison.

D. — Influences accidentelles.

Le sujet de cet article n'est pas des moins intéressants. Les faits physiologiques connus, il faudrait déterminer avec exactitude et préciser l'influence de tel ou tel état de la mère ou de l'enfant ; aussi eussions-nous désiré offrir une série encore plus nombreuse et variée de cas pathologiques ; mais le temps qu'il aurait fallu pour une seule expérience ne permettait pas l'étude de faits isolés. Nous avons dû prendre à la fois un petit groupe d'enfants, sans faire choix de nos sujets et étudier en même temps les cas pathologiques et normaux, complication nuisible, puisque au début, il fallait connaître d'abord ce qu'était l'état normal. Néanmoins, nous posons ici quelques jalons, lesquels, aidés de ce qui précède et complétés par ce qui sera dit plus tard, suffiront, je pense, à donner une idée exacte des variations de la quantité et de son influence.

Déjà nous avons vu quelle cause légère, encore plus chez la mère que chez l'enfant, retentit tout aussitôt sur celui-ci ; les troubles fonctionnels étant nuls et l'effet ne se traduisant à l'extérieur que par une diminution de poids et la disparition des selles jaunes, on était en droit de conclure à une insuffisance alimentaire. Ces idées doivent ici trouver leur confirmation.

Nous allons voir qu'il en est réellement ainsi ; sauf pour les selles dont l'étude n'a pas été faite, parce que, au moment où ces observations étaient prises, notre attention n'avait pas été attirée sur ce point.

Passons en revue successivement chacun des faits inscrits sur notre tableau.

Le 23, bien que fort et très-développé, mis au sein d'une nourrice immédiatement après sa naissance, ne tette que timidement ; aussi la quantité de lait qu'il prend est-elle inférieure à celle prise par le 8, et il perd de son poids. Les jours suivants, il reste avec sa mère et continue à mal teter ; aussi, en sortant, il n'avait pas repris son poids de naissance. Il en résulte que l'enfant naissant a souvent très-peu d'énergie pour teter, mais que, au sein d'une nourrice, il prend encore beaucoup plus qu'au sein maternel.

Le 24 est une confirmation des trop nombreux exemples que nous avons consignés dans notre tableau I. —Les deux premiers jours, il suit une marche régulière ; mais le 3ᵉ jour, il prend peu, et le 4ᵉ jour moins encore : aussi il dépérit ; c'est que sa mère se décide à l'abandonner, ce qu'elle fait quelques jours plus tard.

De ce cas nous rapprocherons le 25, dont la mère a pour lui peu de soins ; conséquemment il prend peu de lait et continue à perdre de son poids. Si on s'étonne de ne trouver que deux exemples de cette nature, proportion beaucoup moindre que celle indiquée plus haut, on peut en attribuer la cause à ce que la mère a été mieux surveillée par l'élève qui faisait les pesées, et que celles-ci devaient accuser des soins insuffisants.

L'observation 29 démontre l'importance qu'il y a à faire teter plus souvent quand la maladie diminue la sécrétion laiteuse. Ici une hémorragie utérine, avec quelques troubles fonctionnels, avait rendu le lait moins abondant et les tetées moins copieuses ; les soins de la mère ont suppléé à cette diminution du lait, et l'enfant a augmenté.

Le n° 28 a diminué un peu, par suite d'un léger embarras gastrique survenu chez la mère.

Quant au 27, dont la mère avait des crevasses assez prononcées, il prouve parfaitement que dans ces cas, si l'enfant dépérit, c'est bien parce qu'il prend une moins grande quantité de lait, bien que la mère puisse en avoir abondamment.

Viennent maintenant des enfants qui portent en eux la cause de leur dépérissement. Si on trouve leur nombre un peu grand, on songera qu'ils ont presque tous été pris à la crèche ; or, les enfants confiés aux nourrices sont généralement avant terme, faibles ou en mauvais état, ayant déjà souffert avant d'être séparés de leurs mères. Ici encore l'enfant dépérit, parce qu'il prend peu de lait, mais il prend peu parce qu'il est faible ou malade, nouvel ordre de considérations qui a bien son importance, puisqu'il sera possible dans quelques cas de remonter à la source du mal et d'en arrêter les conséquences.

Ainsi le **31**, né à 8 mois, faible, jaune, œdémateux, froid, à 33°, tetant à peine quelques grammes lui-même, a pu vivre longtemps et sortir de l'hôpital en assez bon état, grâce aux soins dévoués d'une nourrice qui lui faisait couler beaucoup de lait dans la bouche. Par contre, malgré les mêmes soins, le 32 n'a pu survivre ; il était plus faible et avait eu à supporter une naissance laborieuse.

Deux causes agissent sur le n° 26, l'empêchent de teter convenablement et le font dépérir, mais je crois le défaut de soins encore plus puissant que l'éruption de la vaccine, qui dans d'autres circonstances n'a produit aucun effet.

Le 30 était sans énergie, souffrant et tetait mal; il avait probablement une affection interne qui n'a été que soupçonnée. — Les n°ˢ 33 et 34 nés avant terme, faibles et encore affaiblis avant de monter à la crèche, furent pris de diarrhée, et le 33 fut en outre, atteint de muguet; dès lors ils tetèrent moins et diminuèrent. Cependant le 34 prend encore une dose raisonnable, relativement à son poids, mais le 33 tette insuffisamment.

Il n'est pas nécessaire de chercher à énumérer ici, toutes les causes capables de faire diminuer l'enfant; il est facile par la pensée d'en multiplier le nombre, et au premier rang on devrait mettre la fièvre puerpérale grave sur laquelle nous reviendrons plus loin. Les exemples que nous venons de citer suffisent.

Demandons-nous ce que doit être la quantité de lait, pour que le poids reste stationnaire. Le 29, pesant 3,135 gr., augmente en ne prenant que 428 gr., tandis que le 28, qui pèse 3,900 gr., diminue avec la même quantité. Le 26 du poids de 3,400 gr., perd avec 370 gr. et augmente avec 427 gr. Enfin le 27 pesant 2,800, perd avec 366 gr. Il semble résulter de ces faits que, pour un enfant de poids ordinaire, 3,250 gr. et en bonne santé, il faut environ 400 gr. de lait, pour qu'il n'augmente ni ne diminue.

Il ne faudrait pas croire, d'après ce que nous venons de dire, que toute affection va produire inévitablement de funestes effets. Déjà nous avons noté, dans notre premier tableau, que des gerçures du mamelon, que la vaccine peuvent ne pas se faire sentir ; mais d'autres maladies plus graves peuvent encore passer inaperçues, surtout quand elles affectent la mère et que celle-ci s'occupe attentivement de son enfant.

Pour ce qui est de ce dernier, on peut voir l'érysipèle lui-même, qui est si fréquemment mais non constamment mortel, apparaître et durer plusieurs jours, s'accompagner même d'abcès, et l'enfant continuant à bien teter, ne rien perdre de son poids ; en voici deux exemples :

R. garçon, né le 14 octobre, à 8 heures 1/2 matin. P. 2 kil. 950 gr. — 28 octobre, P. 3 kil. 050 gr., érysipèle au bras gauche, autour des pustules vaccinales. — 29 octobre, l'érysipèle est à l'avant-bras, l'enfant tette bien. — 1er octobre, l'érysipèle a gagné la main. — 3 novembre, l'érysipèle a disparu. La main et le bras restent durs, enflés, œdematiés. L'enfant tette très-bien, mais la mère, qui est aux infirmeries, souffre et a peu de lait. — P. 3 kil.

P. fille, née le 8 septembre, à 8 heures 1/2 matin, P. 2 kil. 550 gr. — Monte à la crèche amaigri. — 16 septembre, érysipèle au pied droit. — 17 septembre, l'érysipèle s'est étendu, une nouvelle plaque est apparue aux parties génitales. — 19 septembre, les deux plaques sont réunies et s'étendent au tronc, tempér. 39° 50. — 21 septembre, l'érysipèle pâlit, j'ouvre un abcès en arrière du sacrum.—22 septembre, j'ouvre un 2e abcès; beaucoup mieux, 37°. — Les selles sont toujours restées jaunes et de bonne nature ; l'enfant a toujours bien teté sa nourrice et augmenté au lieu de diminuer; il n'a perdu quelques grammes que du 16 au 17. — (Les poids avaient été pris exactement mais se sont perdus). — Sort de l'hôpital le 24 septembre, P. 2 kil. 550 gr.

Il découle de ces faits que, loin de mettre le nouveau-né à la diète, même dans les maladies inflammatoires, il faut, au contraire, attentivement surveiller l'allaitement et s'occuper avec soin de l'alimentation. Si le poids se conserve, si les selles restent jaunes, on peut conserver le plus grand espoir ; si, au contraire, un amaigrisment prononcé et continu se manifeste, il y a beaucoup à craindre.

De la tetée.

La quantité de lait prise en une tetée varie tellement, en particulier avec l'appétit, la force, l'âge, l'activité d'accroissement, le temps écoulé depuis la dernière tetée, l'heure de celle-ci, l'abondance et l'écoulement facile du lait, les soins que prend la mère..., qu'il est impossible d'avoir un chiffre constant. Il ne serait donc pas permis de se baser sur une seule tetée pour juger d'une bonne nourrice, à moins de tenir compte des causes d'erreur.

La quantité est généralement en raison inverse du nombre, pour l'enfant qui vient régulièrement et trouve de quoi se satisfaire. Nous avons admis que dans les premiers mois, il suffit de donner 10 fois le sein en 24 heures. — Si l'allaitement est très-abondant, ce nombre peut diminuer beaucoup ; ainsi le n° 1 de notre premier tableau, qui augmentait si uniformément et si rapidement les premiers jours, il ne prenait le sein que 6 ou 7 fois par jour. — Il est des cas, au contraire, où il faudra bien plus souvent offrir le sein 12, 15 et peut-être 20 fois par jour ; c'est quand la mère a peu de lait, ou, plus rarement, quand l'enfant est faible et tette mal. Chez une femme affectée d'abcès aux seins, et chez laquelle un seul de ceux-ci fournissait du lait par les lobules restés intacts, l'enfant qui ne pouvait supporter et vomissait celui de vache, était toujours appendu à la mamelle et parvenait ainsi à augmenter de poids. Chez une autre anémique, maigre, tourmentée par une névralgie rebelle et dont la secrétion mammaire était peu abondante, le sein était offert environ toutes les heures. Comme le précédent, l'enfant ne prenait que 20, 30, 40 gr. et soutenait ainsi sa frêle existence.

Vers 6 mois, 5, 6, 7 tetées sont suffisantes.

Il résulte de cela, que sachant combien de fois par jour l'enfant prend le sein, et ayant fixé (p. 48) les moyennes de la quantité de lait prise en 24 heures, on peut très-simplement obtenir la valeur moyenne de la tetée aux différents âges ; il suffit de diviser les chiffres donnés plus haut par les nombres correspondants compris entre 10 et 6 ; c'est ainsi que nous avons trouvé :

Pour le 1er j. : 3 gr. — 2e j. : 15. — 3e j. : 40. — 4e j. : 55.
Après : 1 mois, 70 gr. — 3 m., 100. — 5 m., 120. — 6 m., 150.

Il s'en faut, nous le répétons, que l'on doive retrouver constamment des nombres si réguliers et que la nature suive cette marche trop mathématique pour être physiologique. Mais ces moyennes ont le pouvoir de fixer les idées, et, si on n'exclut pas les variations possibles, elles donnent assez exactement la vérité. Or ici, les variations extrêmes atteignent et dépassent rarement le rapport 1 à 5 ; très-ordinairement elles sont beaucoup plus faibles. Ainsi, l'enfant qui prend en moyenne 60 gr., en général, prendra de 40 à 80 gr. et rarement de 20 à 100 gr. — (Les enfants âgés de notre tableau ayant teté un peu plus souvent que d'ordinaire, leurs tetées sont un peu faibles.)

CHAPITRE III.

EXCRÉTIONS.

La raison de la perte pendant les premiers jours, qui jusque-là est restée ignorée, nous apparaît maintenant claire et évidente ; il n'y a ni crise, ni autre influence mystérieuse, mais simplement ceci : l'enfant perd beaucoup et il ne prend presque rien.

Nous avons déjà constaté que la quantité de colostrum prise était presque nulle. Il nous reste maintenant à évaluer les pertes éprouvées par les divers émonctoires : la respiration, la transpiration, et surtout par la défécation et la miction. — Comme précédemment, nous ne nous bornerons pas à étudier ce qui a eu lieu les premiers jours de la vie, mais nous essaierons de généraliser un peu le résultat de nos recherches, afin de pouvoir contrôler ce qui a été dit plus haut au sujet de l'allaitement. Il y a en effet à établir un équilibre : ce qui entre doit être égal à ce qui sort, augmenté de ce qui reste comme partie intégrante de l'organisme.

Nous commencerons par les excrétions les plus considérables et le plus faciles à apprécier, les urines et les fèces.

Urines et fèces.

Voici le moyen à l'aide duquel nous avons recueilli séparément ces deux substances. — On prend un ballon en caoutchouc d'un diamètre de 15 cent. environ ; une ouverture circulaire est pratiquée pour recevoir les organes génitaux d'un enfant mâle ; l'intérieur contient de la charpie pour recevoir l'urine et l'empêcher de fluer sur les tissus voisins, ce qui arrive infailliblement si on n'a le soin d'en mettre en proportion du temps que durera l'application. D'un autre côté, pour les fèces, on prend un rectangle de toile gommée de grandeur voulue; sur elle on place un linge carré, doublé en triangle, et sur ce linge de la charpie. Cet appareil et le ballon sont pesés séparément. Le ballon appliqué, le linge est placé sous le siége de l'enfant, son angle médian et inférieur est ramené en avant, passe sur le ballon et va se fixer sur la brassière ; les angles latéraux, également ramenés en avant, viennent s'enrouler autour des cuisses et contribuent à maintenir le ballon en place. La toile gommée enveloppe le tout et empêche l'évaporation. Enfin le maillot couvre l'enfant et le tient immobile.

Cet appareil est renouvelé 3, 4, 5 fois en 24 heures, suivant l'abondance des évacuations. Lors du changement, il faut se prémunir contre la miction surtout qui arrive fréquemment ; un ballon vide ou un linge pesé recevront l'urine expulsée.

Ce procédé très-simple exige beaucoup de précautions pour être mené à bonnes fins ; nous avons dû faire un grand nombre d'expériences et en rejeter plusieurs, car très-souvent l'urine filtre et coule hors du ballon. Nous ne reproduisons en conséquence que les cas exempts d'erreur ou dans lesquels cette filtration a été très-peu marquée.

Nous donnons le poids à la naissance et l'âge au début de l'expérience, et en même temps que nous consignons les poids de l'urine et des fèces pour les 24 heures, nous reproduisons les poids de l'enfant, pour savoir s'il augmente ou s'il diminue.

P.   12 h. : u. : 12.   u. : 24.
3,605   mc. : 21. 3,440 mc. : 5. 3,357.

P.   6 h. : u. : 15. u. : 36.   u. : 24.   u. : 73
3,150   mc. : 0. mc. : 12. 2,994   mc. : 20. 2,984 ml. : 27
     u. : 127.   u. : 212.
     3,010. ml. : 37. 3,037 s. j. : 52. 3,065.

P.   18 h. u. : 235.   u. : 424.
3,720 3,575 mc. : 10. 3,675 ml. : 66. 3,710 s. j.

P.   6 j. : u. : 323.   u. : 417   u. 377.
3,250   3,446 f. : ? 2. 3,489 f. : 112 3,560 f. 113.

P.   9 j. : u. : 437.
3,650   f. : 105 3,927.

P.   20 j. : u. : 375   u. : 388.
3,000   f. : 84 3,450 f. : 94 3,490.

Nos trois derniers enfants étaient bien allaités, et leur croissance a été supérieure à la moyenne, de sorte que leurs excrétions sont considérables — Quant aux deux premiers ils tetaient mal et ont perdu beaucoup, le 1er surtout; et le 2e n'a commencé à augmenter que tard, et sa marche croissante a été lente; aussi ses excrétions sont longtemps restées faibles. Le 3e a très bien teté, augmenté très-vite et beaucoup uriné.

Urine.— On voit que l'urine, peu abondante les premiers jours, devient bientôt considérable. — Tant que l'enfant ne prend qu'un peu de colostrum, il n'en rend que 12-24-15-36-24 gr. — Quand les selles deviennent mélangées, que l'alimentation est plus abondante, ainsi que l'indique l'augmentation de poids, ce nombre croît et atteint 73-212 et même 424, suivant l'abondance du lait. — Enfin avec les selles jaunes, il atteint son maximum, qui varie suivant l'activité de l'allaitement entre 323 et 437 et continue à être désormais en rapport avec l'alimentation.

La limite inférieure n'existe pas ; d'après ce que nous avons constaté sur des enfants entièrement privés d'aliments (tabl. IV, n° 17), il est certain que la quantité d'urine peut descendre encore plus bas que 12 gr., trouvés sur des enfants qui devaient prendre à peine 22 gr. de lait ; les deux premières observations démontrent en effet combien faible est l'excrétion urinaire quand l'alimentation est insuffisante. Il n'est pas rare de trouver chez les enfants qui ne tettent pas, les linges entièrement secs, après 6, 8, 12 heures.

Quant à la limite supérieure, il est probable que pendant les premiers temps de la vie, elle dépasse rarement 437 gr., qui est un nombre véritablement énorme. —

Ce qui frappe en effet, c'est en même temps que la variabilité extrême de cette excrétion, 12 à 437 gr., la quantité considérable du liquide excrété dans certains cas. Si on compare en effet l'enfant à l'adulte, on est vraiment surpris ; le 1ᵉʳ n'étant que le 20ᵉ en poids du 2ᵉ, il ne devrait uriner que le 20ᵉ de 1,250 gr., soit 65 gr., et il rend plus de 6 fois autant. L'étonnement diminue quand on considère la nature aqueuse de l'alimentation à laquelle est intimement liée la fonction urinaire.

Si au lieu des extrêmes, nous cherchons la moyenne, nous croyons pouvoir admettre que l'enfant bien nourri doit rendre au moins 360 gr. d'urine en 24 heures.

Cette abondance des urines que je n'ai vue notée nulle part, a cependant son importance et ne serait pas ignorées paraît-il, des bonnes nourrices, qui savent qu'un enfant qui urine bien tette bien. On ne pouvait donner à cette remarque une meilleure confirmation et mieux démontrer que consulter l'humidité des linges est un moyen expéditif et sûr de s'assurer que l'alimentation est bonne.

On voit par les observations 1-2-3, que la quantité d'urine est en rapport avec la nature des fèces ; que si le méconium persiste, si les selles jaunes se font attendre, l'urine est peu abondante et *vice versa*.

Il suffit de consulter les linges pour se convaincre que les mêmes phénomènes ont lieu aux différents âges.

Quand l'urine abonde et que l'enfant n'est pas tenu proprement, il survient parfois un peu d'erythème qui est loin d'avoir le pronostic fâcheux de ceux dus à d'autres causes.

On a attribué cette abondance de l'urine à l'existence

du diabète qui, paraît-il, serait très-fréquent à ce moment de la vie. J'ai examiné les urines et les ai trouvées limpides et claires comme de l'eau, et sans traces de sucre. Il n'y a là en vérité rien que de très-physiologique ; l'enfant qui prend 600 gr. de lait absorbe environ 530 gr. d'eau ; s'il en rend 420 par les urines, il lui en reste encore 110 pour la transpiration cutanée et pulmonaire.

Fèces. — Le méconium est en général expulsé par petites quantités à la fois et dans les 24 heures atteint un chiffre peu élevé : 2-15-10-0-12-20. Si j'ajoute que chez des morts-nés qui semblaient n'en point avoir rendu, j'en ai trouvé de 60 à 70 gr., on s'expliquera que les selles formées de cette substance soient petites et rares, puisque, pour les 2 ou 3 premiers jours, leurs poids réunis ne doivent guère dépasser ces nombres.

La quantité augmente quand elles deviennent mélangées : 27-37 gr. et plus encore 66 gr. si l'enfant tette très-bien. Quand, au contraire, il est mal alimenté (n° 2), elles n'augmentent pas, le méconium persiste en se modifiant légèrement dans son aspect. Mêmes phénomènes et même apparence quand, après avoir été bien nourri, il est privé du nécessaire, comme pour les premiers jours; les selles sont rares et peuvent même manquer durant vingt-quatre heures.

La somme des selles jaunes ordinaires varie entre 34 et 113. — La moyenne doit être fixée, selon nous, à 90 gr. ou même au-dessous, à 85 ou 80 gr., car il est rare qu'un peu d'urine ne filtre pas dans les linges qui reçoivent les fèces ; de plus, la transpiration cutanée des parties inférieures du corps doit ajouter quelques grammes au poids.

Respiration et transpiration.

Les pertes insensibles par la peau et les voies respiratoires sont beaucoup plus difficiles à évaluer ; aussi n'avons-nous la prétention que de donner des chiffres approximatifs, à l'aide desquels cependant on pourra se faire une idée de ce qui est.

En enveloppant avec la toile gommée la moitié inférieure du corps d'un enfant, de manière à empêcher toute évaporation des urines et des fèces, et en le pesant à vingt-quatre heures d'intervalle, soit avec le maillot, soit sans maillot, on obtient le poids des pertes subies par les parties supérieures, lequel, ajouté à celui des excrétions alvines et urinaires, constitue le total de ce que perd l'enfant. Si l'on voulait avoir tout ce qui est perdu par la respiration et la transpiration, il faudrait angmenter ce nombre de quelques grammes pour l'évaporation due aux parties inférieures du corps, lesquelles doivent exhaler peu, moins que la moitié supérieure.

Quant à la respiration, on obtient assez exactement ce qu'elle perd, en enveloppant complétement l'enfant avec une grande toile gommée, de telle sorte que la face seule soit libre et en le pesant, dans cet état, à 2 heures d'intervalle.

Pour que l'expérience réussisse, il faut que l'enfant vienne de teter, et dorme ou soit tranquille pendant tout le temps. S'il s'agite, s'il crie, la perte est beaucoup plus grande, la bouche se dessèche et la respiration est accélérée. Il faut encore éviter que l'enfant ne vomisse son lait ou ne laisse couler de la salive hors de la bouche.

En somme, les chiffres obtenus peuvent être trop forts, mais ils ne sauraient être trop faibles.

Voici ceux que nous avons trouvés pour la respiration seule :

$$4 \quad 3{,}30 \quad 3{,}50 \quad 4{,}20 \quad 4$$

Une perte de 4 gr. en 2 heures suppose 48 gr. en 24 heures ; comme la moyenne de nos nombres est un peu inférieure à 4, nous prendrons 45 gr. comme moyenne de la perte respiratoire en 24 heures.

Si maintenant nous passons aux pertes respiratoires augmentées de celles de la moitié supérieure de la peau, nous trouvons :

$$5{,}50 \quad 5{,}70 \quad 6 \quad 7 \quad 7{,}10 \quad 7 \quad 8{,}10$$

La moyenne ici est un peu moindre que 7, soit pour les 24 heures, un peu moins de 80 gr. — Si, de ce nombre, on retranche 45 gr., il reste 35 gr. pour la perte cutanée de la partie supérieure du corps; pour la partie inférieure la perte doit être moindre, et au plus égale à 25, soit 55 à 60 gr. pour total de la transpiration cutanée.

Nous arrivons ainsi à $55 + 45 = 100$ gr., comme moyenne des pertes éprouvées en dehors des excrétions

alvines et urinaires ; ce nombre étant susceptible d'augmenter et de diminuer avec les circonstances.

Quand la température est très-élevée, il n'est pas
rare de voir l'enfant couvert de sueur ; si l'alimentation
est insuffisante, la peau, comme les muqueuses, se dessèche ; avec les cris, l'agitation, l'évaporation est plus
active, etc.; on peut ainsi atteindre 80 ou 120 gr., et
peut-être dépasser ces nombres.

Un enfant de poids un peu faible, 2,550, le jour de sa
naissance, non encore alimenté, en 2 heures a perdu
6,50, n'ayant ni uriné, ni rendu de méconium ; ce qui
suppose une perte de 80 gr. par la peau et la respiration.

Essayons maintenant d'établir l'équilibre entre ce qui
est ingéré et ce qui est expulsé au dehors, et voyons ce
que devient le lait pris comme aliment.

Il nous suffit de prendre les moyennes que nous avons
précédemment adoptées :

Urine.	360
Fèces	80
Respiration	45
Transpiration	55
Accroissement du corps	20
Total. . .	560
Lait pris	560

Tels sont les nombres que nous avons trouvés sans en
forcer aucun; nous n'avons cherché qu'à découvrir ce
qu'est la réalité, et nous croyons nos résultats exacts,

Nous avons supposé un enfant de moyenne grosseur et tetant régulièrement; s'il prenait plus ou moins de 560 gr., il faudrait légèrement modifier ces nombres, et c'est sur l'urine spécialement qu'il faudrait faire porter les variations. Un enfant qui prend 650 gr. de lait, soit 578 gr. d'eau, peut fort bien rendre 437 gr. d'urine, etc.

560 gr. de lait paraîtront peut-être, pour un nouveau-né, une quantité faible, mais si on compare l'enfant à l'adulte et si on se rappelle que le dernier pèse 20 fois plus que l'autre, la proportion étant gardée, l'homme devrait prendre $20 \times 560 = 11$ kil. d'aliments, ou l'enfant seulement $3,000 : 20 = 150$ gr. Ce que prend l'enfant est donc relativement énorme.

Cependant cette différence devient moindre qu'elle ne le paraît, quand on considère la nature très-aqueuse du lait. Ce liquide ne contient, en moyenne que 11 pour 100 de matières solides. Pour les 560 gr., ce sera $0,11 \times 560 = 62$ gr. Or, l'adulte prend 900 gr. de matières sèches, dont le 20e est 45; l'enfant ne prendrait donc que $^1/_3$ en plus, c'est-à-dire que le rapport est 2 : 3.

Pour que l'enfant ne prît que ce qui convient à son poids, il lui faudrait seulement 45 gr. environ de substances sèches ou, à très-peu près, 400 gr. de lait. Comme l'adulte, avec cette quantité, il devrait rester stationnaire; c'est effectivement ce que nous avons trouvé (p. 52); quand le lait pris descend au-dessous de 400 gr., on voit l'enfant diminuer, et vers 400 gr., il reste stationnaire. Le surcroît de ce dernier nombre

serait donc employé à l'accroissement, non intégrale-
ment utilisé et assimilé par l'organisme, mais sans
doute en partie consommé par l'effort organique de
l'assimilation.

En suivant la même règle, l'enfant âgé de 5 mois qui
a doublé de poids, devrait, pour rester stationnaire,
prendre 800 gr. de lait. C'est à peu près ce que nous
avons obtenu. Il prend davantage parce qu'il augmente,
mais cette quantité en plus n'est pas très-grande (50 au
lieu de 150) parce que l'accroissement est déjà beaucoup moindre que pendant le premier mois.

Ces indications suffisent ; nous ne saurions aller plus
loin sans entrer dans le domaine des hypothèses.

CHAPITRE IV.

ACCROISSEMENT DE L'ENFANT PENDANT LES PREMIERS MOIS.

Poids.

Sur ce point encore, la science est pauvre. Nous ne connaissons que 3 faits : celui de Schwartz et deux de M. Malgaigne (*Anat. chirurg.*). Nous les reproduisons ici (n° 7 et n°ˢ 4 et 5) avec ceux qui nous sont propres.

Nous avons deux questions à résoudre : 1° quelle est l'augmentation de poids en un jour? 2° quelle est l'augmentation en un mois?

Pour résoudre la première, il est presque nécessaire de connaître la seconde. Il ne suffit pas, en effet, de faire quelques pesées pendant un certain nombre de jours : on n'aurait ainsi que l'augmentation apparente et non l'augmentation réelle, à moins de prendre beaucoup de précautions pour éviter toutes les causes d'erreur. On observe souvent, en effet, des augmentations énormes de 50, 100, 200 gr. pour un jour, pendant 2, 3, 4... jours : puis vient un état stationnaire ou une diminution, preuve qu'il y avait accumulation de matières et non augmentation corporelle. Bien certainement cette dernière ne se fait pas régulièrement et uniformément, mais on ne saurait lui attribuer les variations brusques que l'on observe et qui s'expliquent bien mieux par les chances d'erreur provenant de l'ingestion des aliments et des excrétions, au moins faut-il tenir compte de ces deux ordres d'influeuces.

S'il est bon de connaître ces variations diurnes, il importe encore plus de savoir quelle est la moyenne de l'augmentation quotidienne, et c'est elle qui sera connue en faisant des pesées éloignées à 10, 20, 30 jours de distances et en divisant la différence des poids par le nombre de jours, l'erreur étant ainsi divisée elle-même par ce nombre. — C'est donc l'augmentation mensuelle que nous allons d'abord chercher à connaître.

Augmentation mensuelle.— Nous avons réuni 12 observations où les pesées ont été faites plus ou moins régulièrement à chaque mois, ainsi que cela est indiqué. En faisant la somme de l'augmentation de chaque enfant pour un mois donné et divisant cette somme par le nombre des enfants, on obtient l'augmentation moyenne du mois.— C'est ainsi qu'ont été obtenus les chiffres que l'on trouve sur le tableau III, pour chacun des 12 mois : 730, 770, 600, 500, 480, 500, 300, 410, 300, 300, 270, 220.— Nous avons, pour le fait de Schwartz, supposé que, le 1er mois, l'accroissement a été de 1,735 au lieu de 6,735, nombre trop exceptionnel pour entrer dans nos calculs. Pour les autres cas, nous n'avons que très-peu tenu compte des maladies intercurrentes qui sont venues entraver le développement, parce que la loi de diminution dans l'accroissement, à mesure que l'enfant avance en âge, se manifeste alors même qu'aucune affection n'intervient, ainsi qu'on peut le voir par les n°s 1, 3, 8...

Ce qui frappe dans la série des nombres obtenus, c'est qu'ils vont en décroissant à mesure qu'on s'éloigne de la naissance. Si dans quelques cas il est possible de trouver dans l'état de la mère ou de l'enfant la cause du ralentissement, bien souvent la chose n'est pas possible, et il ressort bien évidemment de tous les faits que le maximum de l'augmentation à lieu pendant les premiers mois, et le minimum les derniers. On pourrait même, aux chiffres un peu irréguliers que nous avons, en substituer d'autres plus uniformes, en conséquence plus naturels et plus faciles à retenir; c'est ainsi que nous croyons pouvoir admettre:

1er mois	2^e	3^e	4^e	5^e	6^e	7^e	8^e	9^e	10^e	11^e	12^e
750	700	650	600	550	500	450	400	350	300	250	200

Assurément aucun enfant ne suivra exactement ce développement, mais si on compare ces nombres à ceux du tableau, on voit qu'ils sont très-admissibles.

Bien plus, si on songe que le poids moyen de l'enfant est 3,250, à sa naissance et 9 kil. à 12 mois, nombres qui sont à peu près ceux donnés par Quetelet, on peut s'assurer qu'on passe directement du 1er au 2e, en additionnant les accroissements précédents ; on aura en effet

à 1 m.	2	3	4	5	6	7	8	9	10	10	12
4,000	4,700	5,350	5,950	6,500	7,000	7,450	7,850	8,200	8,500	8,750	9 kil.

Cette simplification me paraît d'autant plus heureuse,

qu'elle est sensiblement l'expression des faits et indubitablement celle de la vérité.

Si les nombres trouvés sont un peu inférieurs à ceux que nous leur substituons, c'est que le nombre des filles (8), est supérieure à celui des garçons (6) et que les 2 enfants de M. Malgaigne, sont constamment restés fort au-dessous de la moyenne (4 et 5).

Les filles en effet qui sont généralement un peu moins lourdes à la naissance, continuent à rester inférieures et croissent plus lentement (2 et 1, 3 — 8 et 6).

Les accroissements et les poids que nous admettons nous semblent représenter une bonne moyenne ; ils seront dépassés par les garçons et les enfants qui viennent très-bien, mais resteront un peu élevés pour les filles et ceux des deux sexes qui croissent lentement.

Mon ami M. Gueniot, m'a communiqué 3 faits qui viennent confirmer ce que nous disons (nᵒˢ 14, 15, 16). Agés de 4 mois, 4 mois 8 jours, et 4 mois 17 jours, ces enfants ont des poids compris entre ceux de 4 mois et 5 mois; ils appartenaient à des nourrices et étaient bien développés ; leur accroissement en 18 jours a été, rapporté à 1 mois, supérieur à celui que nous avons admis, 650 au lieu de 550 ; c'est l'inverse de ce que nous avions trouvé : 480.

On voit qu'à 5 mois l'enfant a doublé de poids et que pendant les 7 autres mois il augmente à peine de la même quantité, bien qu'elle ne constitue que le $\frac{1}{3}$ de son poids nouveau. C'est la conséquence du ralentissement qui se manifeste vers la fin de la 1ʳᵉ année et dont le plus souvent il n'est pas possible de trouver la cause (nᵒˢ 3 à 11 mois); on peut même voir parfois à cette époque, une légère diminution que n'explique aucun état morbide (n° 1 à 11 mois et n° 7, qui après avoir augmenté, diminue vers 12 mois).

Quand le ralentissement apparaît vers 6, 7 mois, on peut l'attribuer au changement de nourriture; c'est en effet l'époque où l'allaitement est un peu négligé, et où l'on commence à donner quelques aliments.

Plus tard, quand l'enfant s'initie à la marche, il arrive quelquefois encore un arrêt ou un ralentissement dans le développement; ce qu'on explique très-bien par les exercices nouveaux qui exigent une plus grande dépense de forces; le n° 28 semble avoir perdu, pour cette seule cause, 50 gr. en 18 jours.

Si l'accroissement peut être nul ou même négatif, le maximum qu'il peut atteindre est difficile à fixer. Il n'est pas rare de voir, le 1er et le 2e mois, 1 kil., 1,200 ou même 1,500 gr. d'augmentation; mais le maximum que j'ai constaté pour le premier mois, un peu supérieur à 2 kil., est un nombre qui sera, je pense, exceptionnellement dépassé.

Quelques enfants restent en croissant par rapport à la moyenne ce qu'ils sont à la naissance, mais beaucoup montent au-dessus ou descendent au-dessous à certains moments; de là de nombreuses variations.

Inutile d'insister encore sur l'influence des maladies qui affectent la mère ou l'enfant; sur ce point nous avons déjà appelé l'attention, et il suffit de lire les quelques remarques faites sur le tableau pour se convaincre de l'action des causes les plus légères.

Il est rare qu'un enfant traverse la première année sans rencontrer plusieurs de ces obstacles : diarrhées, coryza, bronchites,... maladies de la mère.

Le n° 2, atteint d'érysipèle, en 1 1/2 mois diminue de plus de 1/5ᵉ de son poids, puis entre en convalescence et reprend, mais assez lentement d'abord ; elle traîne un peu, conservant un œdème très-prononcé des extrémités et une grande faiblesse.

L'éruption dentaire ne semble avoir d'influence que quand elle détermine des accidents. Le n° 3 en a eu 6 qui ont paru sans phénomènes appréciables sur sa santé et sur son développement.

Sous le titre d'observations diverses, nous avons ajouté plusieurs poids isolés à différents âges, afin de multiplier les nombres pour confirmer ceux que nous avions déjà, et voir quelles variations ils pouvaient subir. Les uns, eu effet, sont conformes à ceux que nous avons (n°ˢ 13 à 23) ; les autres, au contraire, sont de beaucoup au-dessous de la moyenne, ce qui n'est nullement surprenant, car ils se trouvaient, sauf le 28, dans de mauvaises conditions hygiéniques (n°ˢ 24 à 28). On peut voir, en comparant n° 1 et n° 27, que deux enfants du même âge peuvent différer dans le rapport de 1 à 2 ; c'est ce qui a lieu, du reste, déjà à la naissance, et ce que les influences morbides peuvent rendre fréquent. De là tant de variations entre des enfants inégalement soignés ou de santé différente.

Augmentation quotidienne. — La conséquence naturelle de ce que nous venons de dire est que l'augmentation quotidienne sera beaucoup plus considérable dans les premiers temps que vers un âge avancé ; qu'à son maximum, peu après la naissance, elle ira graduellement en décroissant avec l'âge, soit comme quantité absolue, soit comme quantité relative.

Si nous divisons par 30 l'augmentation de chaque mois, nous aurons :

1ᵉʳ m.	2ᵉ	3ᵉ	4ᵉ	5ᵉ	6ᵉ	7ᵉ	8ᵉ	9ᵉ	10ᵉ	11ᵉ	12ᵉ
25	23	22	20	18	17	15	13	12	10	8	8

Ces moyennes, il faut encore le répéter, n'ont assurément rien de fixe : elles sont soumises à un trop grand nombre d'influences pour n'être pas essentiellement variables ; mais, ainsi présentées, elles se gravent mieux dans l'esprit et donnent une idée de ce que l'on rencontrera le plus fréquemment, et, si on tient compte des causes modificatrices, on ne saurait commettre d'erreur grave.

Au lieu des nombreux chiffres qui précèdent, on peut, en simplifiant et laissant plus de latitude aux variations, dire : pour les 5 premiers mois, l'accroissement moyen est de 20 à 25 gr. par jour, et pour les mois suivants, il est de 10 à 15 gr.

Quant aux variations possibles suivant les cas, elles peuvent être considérables. Ainsi il n'y a point de limite inférieure, à moins d'admettre l'état stationnaire au-dessous duquel le poids diminue.

Quant à la limite supérieure, elle est difficile à fixer.

L'accroissement le plus considérable que nous ayons

obtenu en un mois est 2 kilogr. (T. II—n° 16); ce qui suppose un accroissement moyen, pour 24 heures, de 66 gr. C'est un nombre énorme quand il s'agit d'un mois entier, car si on ne considère que quelques jours, 8, 10 jours, espace suffisant pour s'assurer de l'augmentation réelle, ce nombre peut être dépassé, ainsi que le démontre le n° 1, tabl. I, qui augmente assez régulièrement de 75 gr. par jour pendant la première semaine, mais ne continue point à croître avec la même vitesse pendant le reste du mois. Ces augmentations extraordinaires sont rares, et nous croyons qu'en admettant 80 gr. comme maximum, nous admettons un nombre qui sera très-exceptionnellement dépassé ou même atteint, si on ne veut point s'en rapporter à quelques pesées irrégulières. Si l'on en croyait le fait de Schwartz, il faudrait supposer des augmentations de 2, 3, 400 gr. pour un jour! C'est trop s'éloigner des limites ordinaires des faits pour que nous nous arrêtions à ces pures curiosités. — D'après ce que nous avons vu, 30 et 40 gr. sont des nombres très-satisfaisants et qui se soutiennent rarement longtemps.

Les différentes causes qui font varier l'accroissement mensuel ont sur l'accroissement diurne une influence encore plus manifeste et plus marquée. Nous en avons suffisamment parlé pour qu'il soit nécessaire d'y revenir.

Ces résultats nous paraissent offrir un intérêt réel et des applications immédiates. Quel autre moyen de se convaincre qu'un enfant mis en nourrice et éloigné est en bonne voie, et quoi de plus facile que de le faire peser tous les 15 ou 30 jours? Certaines administrations,

par exemple, pourraient très-bien exiger sur leurs bul-
letins le poids mensuel de chaque enfant. — Si l'œil du
médecin est indispensable quand il s'agit de maladies,
la balance, dans le cas de simple insuffisance alimentaire, est assurément le meilleur juge. Ce serait aussi le
plus efficace remède à apporter à la négligence des nourrices dont le défaut de soins se trouverait ainsi manifestement dévoilé. Ce procédé, déjà en usage à la Maternité, produit de bons résultats ; ceux-ci seraient bien
autres dans les cas où la surveillance est bien moins active ou nulle. Mais il faudrait comparer le poids de l'enfant et sa marche croissante avec l'ensemble des résultats
que nous avons obtenus plus haut.

Longueur.

Ces recherches offrent plus de difficultés qu'on ne
pourrait le croire. Quiconque aura essayé d'opérer la
mensuration chez le nouveau-né, en sera aisément con-
vaincu, s'il a voulu mesurer avec une certaine précision.
Il est très-aisé de se tromper de 1 ou 2 cent.; aussi ne
peut-on donner des nombres exacts qu'en prenant plusieurs mesures et à des époques éloignées. Les longueurs
ont été prises en étendant l'enfant sur un plan résistant,
recouvert d'un tissu de laine, et en mesurant avec un
mètre les projections des talons et de l'occiput.

Nous avons trouvé pour moyenne, en un an, un accroissement de 19 cent., soit de 49 cent. à 68 cent. Il
a été considérable pendant le premier et le deuxième

mois et très-faible les derniers mois. Avec sept observations nous avons sensiblement obtenu.

Long. : 49 53 56 58 60 62 63 64 65 66 67 671/2 68
Accroiss^{ts}. :   4 3 2 2 2 1 1 1 1 1 1/2 1/2

Les quatre faits de M. Gueniot sont en rapport avec
ces résultats. Il a trouvé :

4 m. : 59 c. 1/2. — 4 m. 8 j. : 57 c. — 4 m. 18 j. : 61 c. 1/2

c'est à peu près les 60 cent. que nous avons obtenus à
4 mois. Sur un autre enfant de 13 mois 21 jours (n° 24),
ayant peu augmenté en poids, il a constaté pour l'accroissement en longueur 47 cent. à 68 cent.; du reste,
Quetelet avait déjà trouvé 50 cent. et 69 cent. environ
pour les longueurs à la naissance et à un an.

Comme pour le poids, les garçons sont un peu supérieurs aux filles.

Nous avons négligé quelques irrégularités pouvant
tenir à un défaut de précision dans la mesure ou à un
état pathologique. En effet la fille déjà citée, qui fut at-
teinte d'érysipèle, pendant environ 2 mois, diminua
de poids et sa longueur resta stationnaire. — Un autre
enfant qui, pendant les deux premiers mois, faute de
nourriture, conserva le même poids, accrut en longueur
mais moins que d'ordinaire, 4 cent. environ au lieu de
7. — Par contre, dans certains cas où l'accroissement en
poids avait été plus fort, celui en longueur a été également plus considérable,

Résumé. — Le nouveau-né perd en général de son poids pendant les deux premiers jours. — La quantité perdue est égale en moyenne à 65 gr. le 1ᵉʳ jour, et 35 gr. le 2ᵉ jour ; — après le 3ᵉ il va continuellement en croissant.

Le nombre des enfants qui ne perdent pas est de 1/15 à 1/10.

Ceux qui perdent ont repris leur poids de naissance du 4ᵉ au 7ᵉ jour.

Toute perte qui se montre autrement que nous venons de le dire révèle une influence fâcheuse, dépendant de la mère ou de l'enfant (maladies, faiblesse, défaut de soins).

Le colostrum n'a aucune vertu purgative.

Le méconium est rendu d'autant plus tôt que la sécrétion mammaire est plus abondante, et plus vite encore quand de suite l'enfant est mis au sein d'une nourrice. Les selles sont mélangées le 3ᵉ jour et jaunes le 4ᵉ ; elles apparaissent jaunes plus tôt si l'allaitement est abondant, mais elles restent ou redeviennent mélangées ou vertes, s'il est insuffisant.

Le 1ᵉʳ jour de la vie, l'enfant tetant mal, et le colostrum étant peu abondant, il prend de ce liquide moins de 50 gr. ; le 2ᵉ jour il tette mieux et le colostrum est moins rare, il prend 150 gr. ; le 3ᵉ jour, la montée de lait s'opère et la quantité prise est de 400 gr. — Enfin le 4ᵉ il prend ce qu'il prendra les jours suivants, 550 gr. Les variations du poids de l'enfant sont donc en rapport avec la lactation et l'allaitement.

Quand l'enfant naissant est mis de suite au sein d'une

nourrice et qu'il tette bien, il prend plus abondamment : dès le 1er jour 250 gr. et plus encore les jours suivants. Les selles sont rapidement jaunes et il ne perd pas de son poids.

Ultérieurement, la quantité prise augmente, étant bien plus en rapport avec la croissance qu'avec le poids et surtout qu'avec l'âge. On peut admettre que tetant régulièrement, il prendra de 1 à 4 mois : 550 à 750 gr. et de 5 à 9 mois de 850 à 950 gr.

Avec les maladies de la mère ou de l'enfant, avec une naissance prématurée, un développement incomplet, un poids trop faible... cette quantité diminue, et cela en raison des circonstances. — Cette insuffisance est le plus souvent la seule cause des pertes de poids que l'on observe.

Avec 400 gr. de lait, l'enfant de poids ordinaire (3,250) reste stationnaire.

Un nouveau-né vigoureux peut facilement supporter une diète absolue pendant le 1er et le 2e jour. Il est cependant préférable de lui donner le sein quelques heures après sa naissance. — Celui qui est faible, né avant terme, doit être allaité avec grands soins. Si les seins maternels ne contiennent pas suffisamment de lait, il faut immédiatement recourir à une nourrice qui donpeu à la fois.

Pendant les premiers jours l'enfant tette 8 à 10 fois par jour, plus tard 6 ou 7 fois. — Pendant les 4 premiers jours, le poids moyen de la tetée est successivement de 3, 15, 40, 55 gr. ; pendant les premiers mois il est de 60 à 80 gr., et après 5 mois de 100 à 130 gr.

L'enfant bien allaité, urine relativement 6 fois autant que l'adulte, au moins 360 gr. en 24 heures. — Cette excrétion est intimement liée à l'alimentation et varie avec elle (12 à 437 gr.) — Consulter l'humidité des linges est donc un excellent moyen de s'assurer que l'allaitement est suffisant.

Le méconium est toujours rendu en petite quantité dans les 24 heures : 10 à 20 gr. ; les selles jaunes montent en moyenne à 80 gr.

Les pertes par la respiration, peuvent être évaluées à 45 gr. et celles faites par la peau à 55 gr. : total 100 gr.

L'accroissement en poids, considérable au commencement, devient faible à la fin de la 1re année. Il suit pour les mois une progression arithmétique décroissante, dont le 1er terme est 750, le dernier 250 et la raison 50 gr. On passe ainsi de 3,250 gr., poids moyen à la naissance, à 9 kilogr. qui est encore la moyenne du poids à un an. Pour un jour il est de 20 à 25 gr. pendant les premiers mois et 10 à 15 gr. après 5 mois.

L'accroissement en longueur est d'environ 19 cent. pour un an ; il est également rapide au début (4, 3, 2. c.) et très-lent à la fin (1 et $^{1}/_{2}$ c. par mois).

DEUXIÈME PARTIE.

⚬⚬

DE LA MORT PAR INANITION

CHEZ LE NOUVEAU—NÉ.

Si la mort par inanition a été peu étudiée chez l'homme, ce n'est pas qu'elle soit rare. Chez l'enfant, du moins, je crois pouvoir affirmer qu'elle est malheureusement très-fréquente ; et je crois même, chez l'adulte, à la trop réelle justesse des paroles de Chossat : « L'inanition est une cause de mort qui marche de front et en silence, avec toute maladie dans laquelle l'alimentation n'est pas à l'état normal. Elle arrive à son terme quelquefois plus tôt, quelquefois plus tard que les maladies qu'elle accompagne sourdement, et peut ainsi devenir maladie principale, là où elle n'avait été qu'épiphénomène. » Nous verrons qu'il est des cas où cela est parfaitement exact (n° 35...).

Je ne puis traiter à fond ce sujet trop vaste pour le peu de temps et d'espace que j'ai à lui consacrer. Je me bornerai donc à analyser les faits que j'ai observés et à en donner un résumé succinct. Que si mon étude même ainsi limitée paraît incomplète sur quelques points, on songera que l'expérience ne m'était point permise; bien plus, qu'il était de mon devoir de chercher à faire disparaître la source même de mes observations. C'est ce qui est arrivé, et quand plus tard les sujets d'étude m'eussent été le plus utile, ils manquaient; qui oserait s'en plaindre !

Ne traitant point de l'inanition en général, il serait inutile et trop long de faire un historique. D'ailleurs, les faits bien observés sont rares, et on ne pourrait tirer aucun profit des relations fantastiques des auteurs qui ont écrit avant ces derniers temps ; lesquels, du reste, ont à peine mentionné l'alimentation insuffisante et l'inanition dans les maladies. Les auteurs contemporains ont compris l'importance de la question envisagée à ce dernier point de vue et ont donné le jour à d'utiles travaux; nous pourrions citer ceux de MM. Piorry (*Journ. hebd.*, T. VIII), Rostan (*Dict. en 30 vol.*), Chossat (*Recherch. expérim. sur l'inanition*, 1843), Bouchardat (*Thèse : Chaire d'hyg.*, 1852), Marotte (*Bull. thérap.*, 1854), etc.

Mais il y est peu ou point question des enfants. Cependant, si ce sujet n'a pas été traité *ex professo*, il n'a point été jusque-là méconnu. On trouve dans quelques-uns des auteurs qui se sont occupés des maladies de l'enfance, des aveux qui indiquent que cet état morbide a été nettement perçu. Je citerai en particulier Billard qui, écrivant en observateur, ne pouvait laisser passer sous silence ce genre de mort ; il dit à propos de l'indigestion intestinale (*Traité des Mal. des enf.*, p. 392) : « Ils meurent de faim, pour ainsi dire ; leur estomac et leur tube intestinal ne digèrent pas le lait qu'ils tettent ou qu'on leur fait boire. »

Je dois signaler le travail encore plus net de mon excellent maître, M. Hervieux, qui, sous le titre d'*Algidité progressive*, a publié des faits (*Soc. méd. des hôp.*, 1854), dont le plus grand nombre, à mon avis, ne sont que des cas de mort par inanition. C'est ce qu'on ne peut s'empêcher d'admettre quand on lit la description des symptômes, l'énumération des causes, et enfin les modifications subies par la respiration, la circulation et la calorification.

Qui, d'ailleurs, n'a pas vu de ces petits êtres si bien caractérisés par ce mot : aspect de petits vieillards, et qui le plus souvent ne sont arrivés à ce degré de marasme que par défaut d'une alimentation convenable.

Si on n'a point envisagé ce sujet ainsi que nous allons tenter de le faire, c'est que jusqu'ici la notion du poids a fait défaut. Sans la balance on ne pouvait que soupçonner l'inanition, mais à l'aide de cet instrument, dont il n'est pas possible de récuser la valeur, les faits se trouvent parfaitement établis.

Nous devons en effet considérer comme résultat de l'inanition, non-seulement les morts dues à une privation absolue de nourriture ; mais encore celles qui arrivent à un degré voulu d'émaciation, quelle que soit l'affection concomitante, puisque ce n'est plus le mal qui tue par sa violence, mais bien le défaut de nutrition qui rend la vie impossible. C'est ainsi que nous avons envisagé la question. Qu'il y ait muguet, diarrhée, pleurésie chronique, abcès profond, fièvre, érysipèle même, etc. ; si la

mort arrive quand le marasme est complet, son méca-
nisme n'est-il pas le même que si le sujet eût été privé
d'aliment? De même, qu'un enfant n'ait rien pris, ou
qu'il ait pris une quantité insuffisante de lait, ou encore
que ce lait pris n'ait été ni digéré, ni assimilé, n'aurons-
nous pas mêmes phénomènes et mêmes résultats? En un
mot, je crois qu'on peut traiter de l'inanition comme on
le fait de l'asphyxie. Comme celle-ci, c'est un genre de
mort spécial, ayant une multitude de causes dont le résultat final est d'anéantir l'existence par un défaut de
nutrition.

Il me semble que là est le véritable point pratique. Si
dans quelques cas, il est vrai, la thérapeutique est impuissante, dans d'autres elle sera héroïque, et toujours
elle aura un but rationnel. En définitive, c'est rendre
service que d'éclairer et approfondir le véritable méca-
nisme de l'extinction de la vie.

La mortalité extraordinaire qui pèse sur le nouveau-
né est connue depuis longtemps, mais on ignore les différentes causes de mort. Pour jeter un peu de lumière
sur cette question, j'ai fait la nécropsie de tous les enfants qui ont succombé en 1863, dans le dessein d'en
présenter le tableau statistique. Le temps ne m'a pas
permis de réaliser ce désir, mais dans le courant de ce
travail j'aurai recours à cette étude.

A part les enfants condamnés à mort avant d'avoir
vécu, trois grandes causes me semblent se liguer ensemble pour détruire la vie de l'homme naissant, ce
sont : la naissance avant terme, une alimentation insuffisante ou vicieuse et, surtout pour les enfants faibles, une

trop basse température. L'influence épidémique vient après.

A la Maternité, le nombre des naissances prématurées est considérable (naissance à terme 1,320, avant terme 641), aussi la mortalité est énorme :

E. à terme, 127. + E. avant terme, 205 = 332 morts.

Cette première cause a d'autant plus d'action que les deux autres s'unissent plus puissamment à elle. On conçoit qu'un enfant faible ne passe pas impunément d'un lieu où la température est de 38 degrés, et où il recevait une nourriture toute préparée, dans une atmosphère où le thermomètre marque au plus 15 à 18 degrés et où l'alimentation est souvent nulle.

Nous verrons plus loin quelle est l'influence du froid.

Pour ce qui est de l'alimentation insuffisante ou vicieuse, si elle frappe les enfants robustes, son influence est encore plus meurtrière sur les enfants faibles. Avant d'atteindre le degré d'émaciation qui constitue l'inanition, on comprend que bien des morts sont le résultat d'une alimentation incomplète. Tous les enfants ne sont pas en état de supporter la même perte ou le même amaigrissement, ou, si l'on veut, bien des enfants convenablement alimentés auraient vécu et ne sont morts que par défaut d'aliments. Nous ne pouvons toujours apprécier ces cas intermédiaires, mais en dépassant le but et en montrant ceux qui réellement n'ont succombé que par suite d'une alimentation insuffisante seule, on pourra se faire une idée des nombreuses victimes que

leur faiblesse a dû empêcher de surmonter tant d'obstacles, et on suppléera à notre silence.

Nous avons recueilli 59 observations, et ce ne sont
pas les seules que nous eussions pu produire, car quelques-unes nous ont échappé au début de l'année. De
plus, certains enfants sont restés dans les salles de
Mᵐᵉ Alliot, et quelques autres sont partis si amaigris,
qu'ils ont dû succomber peu après. Celles que je rapporte ont été presque toutes prises aux infirmeries, et
je n'ai conservé, je le répète, que celles où la mort par
inanition a été bien réelle, c'est-à-dire celles où la perte
a été au moins égale, et généralement supérieure à $^2/_{10}$;
or bien des enfants ont dû succomber avant ce degré.

Nous ne reproduisons sur notre tableau, faute d'espace, que 35 des cas les plus intéressants (T. IV). Pour
chacun d'eux nous avons indiqué : la nature de l'allaitement (mère, nourrice, biberon), le sexe, l'âge utérin,
s'il est inférieur à 9 mois, le poids à la naissance, puis
les jours où ont été pris les poids et la température,
enfin ce qui se passe le dernier jour.

Le nombre des enfants qui ont succombé à ce genre de
mort a été considérable pendant la première moitié de
l'année et très-faible pendant la seconde, grâce aux soins
empressés et dignes d'éloges de tous ceux qui pouvaient
remédier au mal :

Janv.	Fév.	Mars	Avril	Mai	Juin	Juil.	Août	Sept.	Oct.	Nov.	Déc.
10	7	8	6	7	8	3	3	1	2	3	1

Par suite des mêmes soins, la mortalité générale a
diminué à peu près dans le même rapport :

57 45 38 38 24 24 9 14 11 23 34 15

Si elle a augmenté en octobre et en novembre, c'est qu'il y a eu épidémie d'érysipèles et de pleurésies.

Les causes de ce genre se sont ainsi partagées :

Biberon	41	E. Érysipèle	1
M. refusant le sein	2	Diarrhée (E. faible, nour-	
M. malade	5	rice)	2
Enfant trop faible	7	Femme adulte	1
Enf. : bec de lièvre	1		

Avant d'examiner chacune de ces causes un peu en détail, constatons que le nombre des filles (36) qui ont succombé est tellement supérieur à celui des garçons (25), que le sexe féminin peut être considéré comme une cause prédisposante ; sa faiblesse un peu plus grande en est sans doute la raison.

Ce que nous avons dit de l'influence exercée par les affections même légères de la mère, fait pressentir les effets que doivent produire les maladies graves, telles que la fièvre puerpérale intense. C'est, du reste, ce qu'on savait déjà, et il n'est point nécessaire d'insister sur ce point autrement que pour en redire les fâcheuses conséquences. Quand le mal débute avec intensité avant la montée du lait, celle-ci ne se fait pas ; le colostrum se modifie légèrement, et sa quantité reste presque nulle. Quand la sécrétion est opérée, l'action de la maladie est beaucoup moins tranchée, le lait diminue mais lentement, et en raison de la nature et de la gravité des accidents. Ceux qui agissent avec le plus d'intensité sont une péritonite suraiguë, uue fièvre vive avec peau sèche et brûlante, une diarrhée copieuse et fréquente. — A l'aide de pesées, j'ai pu constater un grand nombre de fois combien faible était la secrétion laiteuse. En même temps que le lait diminue, la mère s'occupe moins de son enfant, les douleurs s'y opposent, la fatigue, l'abattement, le délire ne le permettent pas.

Jamais je n'ai vu survenir d'accident de nature à révéler une altération de ce liquide ou son influence délétère sur la santé de l'enfant. Aucun fait probant ne m'a démontré la communication de la fièvre puerpérale de la mère à l'enfant, et cependant on a admis la contagion de cette affection et aussi l'existence de la fièvre puerpérale chez le nouveau-né comme chez la mère. Ce que j'ai vu est ceci : en temps d'épidémie, quand la mortalité est extrême, il existe une relation intime entre la mère et l'enfant quant à la prédisposition ; celui-ci étant frappé, sa mère l'est le plus souvent ; mais il est pris presque dès la naissance, bien avant la chute du cordon, de sorte que la comparaison que l'on a voulu faire entre la plaie ombilicale et la plaie utérine ne m'a pas semblé exacte ; d'autant moins que j'ai vu plus de 20 pleurésies ou pleuro-pneumonies et à peine 5 péritonites, 2 phlébites ombilicales; or ces dernières, dans la supposition que je combats, devraient être beaucoup plus fréquentes. Si l'enfant n'est frappé que quelques jours après la naissance de phlegmasies, d'érysipèle, il l'est indistinctement comme le sont les diverses personnes qui habitent l'hôpital et qui sont en dehors de l'état puerpéral. Mais revenons à l'enfant que fait teter une mère malade : il maigrit plus ou moins rapidement, annonce par ses cris la faim qui le dévore, mais l'aliment est toujours bien supporté. Il prend le sein jusqu'aux derniers instants de la vie ; alors seulement, quand la mère n'a plus que quelques minutes à vivre, il cesse de teter, comme s'il trouvait dans le lait l'annonce de la fin prochaine. Cette rare nourriture est encore préférable au biberon. Cependant l'amaigrissement augmente parfois avec une telle rapidité, qu'on est obligé d'avoir recours à ce dernier moyen. Nous n'avons que 5 cas de mort par défaut de lait maternel, et encore a-t-on donné un peu de lait de vache dans les derniers jours. Mais si la plupart des morts que nous citons sont consécutives à l'usage du biberon, c'est que, quand l'enfant ne peut plus trouver sa nourriture auprès de sa mère et que les nourrices manquent, on est obligé d'user de ce mode d'alimentation qui, en définitive, retarde le dernier moment s'il ne le prévient pas. En général, ces deux causes se sont unies en se succédant pour amener cette terminaison fatale.

La qualité du lait de vache a sans doute la première part dans cette destruction de la vie causée par le biberon ; mais le mode d'administration a bien aussi son influence. C'est une fille de salle qui en est chargée, et Dieu sait comment parfois elle s'en acquitte. Il est des enfants qui passent des nuits entières sans boire, et si des cris incessants lassent la patience et exigent qu'on les apaise, un biberon contenant 160 gr., et plus encore si cela est nécessaire, est vidé en un instant ; les cris cessent ; mais le petit estomac, par trop surchargé, se révolte, des vomissements apparaissent et la diarrhée ne tarde pas à se montrer. En présence de ces faits, j'ai tenté de rendre le lait plus supportable en en faisant administrer toutes les deux heures de 50 à 60 gr. ; quelques enfants ont pu suivre ce régime pendant plusieurs jours sans dépérir.

Le lait de vache n'est guère mieux supporté quand on l'administre en même temps que la mère continue à donner le sein ; je l'ai vu très-souvent vomir, alors que celui de la mère était seul conservé ; aussi a-t-il fallu le suspendre afin de ne pas irriter les voies digestives.

Cette alimentation artificielle est et restera déplorable ; presque tous les enfants, déjà un peu affaiblis il est vrai, que j'ai vu ainsi nourrir, n'ont pu dépasser le dixième jour, et pour les autres la mort n'était que retardée. — Le lait que l'on donne est un lait chauffé datant déjà d'un jour au moins quand il arrive, et destiné à servir pendant 24 heures. Il est toujours acide et très-fréquemment détermine la diarrhée chez certaines personnes sensibles qui veulent en faire usage. Il est probable que toujours frais il serait bien mieux toléré et beaucoup moins pernicieux. — Sa facile coagulation, alors que celui de femme se coagule si difficilement et imparfaitement, même avec des acides forts, ainsi que j'ai pu le constater, doit exercer une influence fâcheuse. Mais qui dira les différences intimes qui existent entre le premier lait ancien, bouilli, mélangé, et le second à sa sortie du sein ? Si celui de chèvre est si bien supporté, ne serait-ce pas parce qu'il est pris au pis lui-même ? — C'est parce que le biberon a été à peu près proscrit que la mortalité a été si faible les six derniers mois : 5 morts seulement, au lieu de 37, pendant cet espace de temps, ont été le résultat de ce mode d'allaitement.

L'enfant ainsi alimenté succombe de plusieurs manières, ou parce qu'il ne prend pas suffisamment, recevant peu ou vomissant ce qu'il prend, ou parce qu'il survient de l'entérite, ou enfin parce qu'il ingère et ne digère pas ; effectivement j'ai trouvé dans l'intestin d'un enfant 160 gr. de lait non digéré, coagulé et assez épais, l'eau seule ayant été absorbée.

A ces deux causes principales on pourrait en ajouter un très-grand nombre d'autres, qu'on peut du reste, pour ce qui concerne la mère, résumer ainsi : tout ce qui rend la sécrétion laiteuse trop peu abondante ou empêche de donner le sein. — Ainsi agissent l'anémie, les émotions tristes, une sécrétion naturellement faible, des gerçures et des crevasses profondes, très-douloureuses, des abcès du sein, etc. C'est ce qui nous est déjà connu. Si nous n'avons pas autant d'exemples de mort à citer, c'est que, grâce à des nourrices, la vie a été conservée alors qu'un dépérissement avancé devenait dangereux, ou le biberon s'est chargé de terminer l'existence.

Nous ne pouvons ne point parler du défaut de soins maternels, dont nous avons déjà dit un mot (p. 21) et noté la fréquence. Que de fois n'ai-je pas vu Mme Alliot s'indigner, avec juste raison, en voyant des mères refuser de donner le sein ; mais c'est quand l'administration empêchait que les enfants ne fussent portés aux Enfants-Trouvés avant la sortie de la mère, que l'on voyait des scènes déplorables et des faits indignes.

J'insiste sur ce point parce qu'il me semble que si la mortalité est si grande parmi les enfants pauvres et illégitimes, là est une des principales raisons. Je ne doute pas que l'infanticide par inanition est des plus fréquents et des plus méconnus, comme aussi il est plus ou moins franc et coupable.

Je puis citer deux cas de mort semblables, et cependant, à la Maternité, quelle surveillance active et avec quelle facilité on. peut se débarrasser de son produit ! Le n° 14 passe à l'infirmerie avec sa mère, le 10ᵉ jour ; il avait déjà perdu 950 gr. parce que le sein lui avait été refusé ; il avait tout le pourtour de l'ombilic gangrené et noir ; on lui donna un peu de lait, mais il succomba quand même le 12ᵉ jour.

L'autre (n° 15) était aux infirmeries avec sa mère; on me dit un jour que celle-ci lui refusait le sein et lui donnait du pain à manger; comme elle parut indignée d'une pareille accusation, elle me convainquit qu'elle était innocente; 4 jours après, j'appris que l'enfant était mourant, je le trouvai en effet parfaitement inanitié : froid, extrêmement maigre, ayant perdu 1,200 gr. — « Monsieur, me dit la mère, il fait comme un autre enfant que j'ai eu, il meurt sans que je sache pourquoi; il a cependant bien teté toute la nuit. » J'examinai les seins, ils étaient flasques et contenaient à peine quelques gouttes de lait. Peu d'heures après, cet enfant était mort et comme on le laissait près d'elle, elle pria de l'enlever parce qu'il sentait mauvais.

Qu'on ne soit pas étonné si on trouve peu de sentiments caez un grand nombre de mères. La plupart de celles qui viennent accoucher ici sont filles et délaissées; quant à celles qui sont mariées, abandonnées ou éloignées de leurs maris, ou surchargées d'enfants, leur position n'est guère plus heureuse, et pour toutes un enfant est une charge terrible ; quant à leur instruction morale, elle est en rapport avec leur condition sociale.

Du côté de l'enfant les causes sont encore nombreuses; la plupart ont pour effet d'empêcher la succion, quelques-unes empêchent la digestion ou l'assimilation du liquide ingéré.

La faiblesse et la naissance avant terme sont une cause évidente de dépérissement. La première condition de la vie, en effet, est de pouvoir prendre le sein et d'en tirer sa nourriture. On n'est cependant pas peu surpris de voir des enfants aussi peu développés que 1 et 2 (1,400 et 1,550 gr.) vivre assez longtemps (17 et 14 jours) et perdre assez de leur poids ($> {}^4/_{10}$ et $> {}^1/_3$) pour succomber réellement à l'inanition. Ce sont là des faits auxquels on n'est pas habitué et qui ont tout lieu de frapper d'étonnement.

A ces exemples nous pouvons ajouter les suivants, n°s 9, 13, 17, 18, 19, un peu moins faibles et plus avancés en âge utérin, et qui cependant n'ont pu vivre du sein maternel ; ils ont encore supporté une diète de très-longue durée, au point de maigrir considérablement et de périr véritablement de faim.

Une alimentation et des soins convenables n'eussent-ils pas empêché la mort? Tout porte à croire que dans certains cas, du moins, il sera permis de conserver une pareille espérance.

Quand une mère aime beaucoup son enfant, on voit des merveilles qui ravissent d'étonnement. Cependant, en général, les seins de celle qui accouche avant le temps ajoutent, par leur sécrétion plus tardive et moins abondante, aux difficultés de l'allaitement; aussi avons-nous vu des nourrices soutenir la vie à de petits êtres froids et chétifs pendant très-longtemps, et nous croyons ce secours indispensable à ces faibles créatures, sans être toujours un remède infaillible. Il arrive quelquefois, en effet, que le lait est mal supporté et détermine des vomissements et de la diarrhée. Il faut alors faire un choix et tenir moins compte de l'âge du lait et de l'âge de celle qui le fournit que de la valeur intrinsèque de ce liquide, laquelle se reconnaît à l'expérience. Les meilleures nourrices que j'ai vues à la Maternité étaient âgées et leur lait est toujours resté excellent. A ces petits êtres, le sein doit être offert souvent et la tetée peu abondante; la diarrhée, dans quelques cas, m'a paru être l'effet d'un allaitement trop copieux. Ajoutons à ces soins ceux d'une température très-élevée, 25 à 30°. Je tiens de M. Guyon, qu'il a pu ainsi conserver la vie à deux avortons très-faibles.—Si l'allaitement maternel est ici insuffisant, le biberon serait tout aussi nuisible, puisque les enfants à terme et robustes ne lui résistent pas.

Le bec de lièvre complet peut fort bien empêcher toute succion; tel fut le cas de l'observation 33. Le biberon ne fut qu'un adjuvant illusoire; le lait de vache, quoique donné en quantité insuffisante (60 à 120 par jour) fut constamment vomi.

On comprend que le coryza ait une pareille influence;

nous avons constaté des dépérissements considérables, mais toujours quelque complication thoracique est venu trop tôt trancher l'existence.

Nous avons vu un érysipèle entraîner la mort par l'émaciation (n⁰ 34); pendant 7 jours, la diminution est nulle et l'aspect excellent, mais le dépérissement survient, la diarrhée apparaît et chaque jour une perte nouvelle vient augmenter l'affaiblissement et enfin rend la vie impossible.

L'entérite aiguë détermine en général assez rapidement la mort pour que l'amaigrissement ne devienne pas très-intense, à moins qu'elle ne survienne dans les derniers temps de la vie. Il n'en est point ainsi de l'entérite chronique, ou mieux de la diarrhée; la vie se prolonge ordinairement assez, pour que la mort soit véritablement l'effet de l'inanition ; nous citons deux cas où la diarrhée survenue chez des enfants nés avant terme, mais confiés à des nourrices (22, 29), a de cette manière indirectement terminé l'existence. D'ailleurs la diarrhée n'est pas rare quand le biberon a remplacé le sein, et l'émaciation devient le plus souvent extrême.

Passons maintenant à l'étude des phénomènes qui révèlent une alimentation incomplète.

L'enfant pâlit, c'est là un des premiers signes d'une nutrition en souffrance; la coloration rose fait place à un teint mat et plus tard à une teinte grisâtre et terreuse. — La coloration jaune, ictérique, existe quelquefois, mais n'est pas un accident fréquent, et on l'observe, quoique rarement, sur des enfants qui augmentent.

L'œdème n'est point une conséquence de l'inanition, mais bien d'une faiblesse native et de certains états morbides; je ne l'ai point vu survenir lors d'une émaciation considérable, et généralement l'enfant œdémateux succombe avant une diminution très-grande. Il est cependant des exceptions; j'ai vu un enfant atteint de cette affection, mourir au bout de 8 jours, après être descendu de 2 kilogr., à 1,400 gr., et le n° 17 qui a vécu 22 jours à peu près sans rien prendre, avait un léger œdème sur le dos des pieds; mais il est bon de savoir que ces enfants tettent mal et prennent très-peu de lait; que le meilleur moyen de leur conserver l'existence, consiste en même temps qu'on entretient autour d'eux une température très-élevée, 25° à 30°, à les exciter et à les bien allaiter; on peut avec les soins quand le lait est bien supporté et digéré, les voir vivre longtemps et même guérir.

La peau, par suite de l'absorption des tissus sous-jacents, se trouve trop étendue et se plisse; en même temps elle se dessèche, se parchemine, devient comme la peau des vieillards. Parfois elle se rétracte et prend de la fermeté; alors existe du sclerème, avec sécheresse, consistance des tissus, roideur des membres, comme une roideur cadavérique anticipée, et point d'infiltration sous-cutanée, ce qui distingue cet état de l'œdème avec lequel pourtant il peut coexister. C'est là un phénomène des derniers jours.

Le derme s'enflamme et s'ulcère avec la plus grande facilité, ainsi qu'on le voit aux points en contact avec les liquides irritants ou sur lesquels s'exercent des pressions continues; les environs de l'anus, s'il y a de la diarrhée ; les régions malléolaires, si les jambes ne sont pas tenues écartées. Il est très-ordinaire de-voir se développer des pustules d'ecthyma sur les différentes parties du corps, et des panaris superficiels autour des ongles dont parfois ils déterminent la chute.

L'amaigrissement fait des progrès, les membres perdent leur grosseur et leur forme arrondie, les muscles se dessinent, les saillies osseuses et les dépressions s'accentuent. La face surtout prend des traits caractéristiques ; les joues si arrondies se creusent, le menton devient saillant, le nez pointu, les orbites s'excavent, et l'œil qui conserve son volume s'entoure d'une dépression circulaire. — Des sillons et des rides apparaissent et se prononcent spécialement quand l'enfant pleure ou pousse des crois ; analogues à ceux que l'on rencontre chez les personnes âgées et amaigries, ils abondent surtout au front et sur la partie antérieure des joues.

Mais c'est la diminution du poids qui est le signe essentiel de l'inanition, celui sur lequel doit être basé le diagnostic. D'après les expériences de Chossat, sur les jeunes animaux, le nouveau-né ne devrait perdre en moyenne que $^2/_{10}$; heureusement cette limite est presque constamment dépassée par l'enfant ; nous n'avons pas admis les pertes inférieures à $^2/_{10}$, et nous en avons trouvé de supérieures à $^4/_{10}$. Comme tous nos exemples sont compris entre ces deux nombres, nous avons pris comme moyenne $^3/_{10}$, et c'est entre $^1/_3$ et $^1/_4$ que l'enfant succombe. C'est ce qu'on peut voir par les faits inscrits sur le tableau IV, lesquels, ajoutés à ceux que nous avons omis, nous donnent :

$$> 4/10 : 1 > 1/3 : 10 > 3/10 : 19 > 2/10 : 21 = 2/10 : 7$$

Pour obtenir ces résultats élevés, il faut avoir le poids primitif ou celui de l'enfant en bonne santé.

Si la limite supérieure est $> \,^4/_{10}$, il reste à prouver que l'inférieure est égale à $^2/_{10}$; mais quelle autre preuve donner que les faits où nous avons vu des enfants perdre graduellement de leur poids et succomber quand la perte atteignait $^2/_{10}$, alors qu'il n'existait aucune autre cause de mort.

Si une maigreur très-avancée est facilement reconnue, même à l'œil le moins exercé, tant elle rend parfois je dirai horrible, avant ce degré extrême, l'œil en général est un mauvais juge, et la balance devient indispensable. Ainsi, la perte de $^1/_{10}$, qui n'est pourtant pas minime (300 gr. pour 3 kilogr.), est parfois à peine visible et l'enfant lui-même s'en aperçoit très-peu.

La perte de chaque jour varie nécessairement avec le poids de l'enfant et son activité. Elle m'a semblé être en général de 100 gr. environ pour un poids d'enfant de 3 kilogr. C'est ce que nous obtenons en ne considérant que les enfants qui ne prennent rien ou presque rien. — Le nº 1 pesant d'abord 1,400 perd près de 50 gr. par jour, puis, au 10ᵉ, 9ᵉ jour, 30 gr. environ Il en est de même du nº 2, qui pesant 1,550, en 12 jours perd 540 gr., soit près de 50 gr. par jour. — Le nº 14, pesant 3,350, perd 1 kilogr. en 10 jours, soit un peu plus de 100 gr. au commencement. — Le nº 15, au 13ᵉ jour, pesant 3,020, en 4 jours perd 420 gr., etc. — Si on se reporte à l'étude que nous avons faite sur les excrétions, on voit que les pertes se réduisent à peu près à cela :

— Fèces et urine 20 à 25 gr. + Resp. et transp. 75 à 80 gr.

Il est des cas où ces pertes sont encore plus faibles, quand l'enfant reste longtemps en léthargie, froid, se remuant à peine; ainsi, le n° 17 est resté 10 jours ne prenant absolument rien, a perdu les 2 yeux et n'a éprouvé que 220 gr. de pertes, soit 22 gr. par jour, et à certains jours, cette perte a été encore moins considérable. Chaque matin j'étais surpris de le trouver encore vivant. Les selles et les urines étaient presque nulles, toutes les fonctions étaient ralenties. Il est remarquable que l'enfant qui prend 400 gr. de lait (V. p. 52), reste stationnaire, et qu'il ne perde que 100 gr., quand il vit de lui-même.

Nous ne chercherons pas à prévoir les conclusions qu'on pourrait tirer au sujet de l'adulte, à l'aide de ce qui précède et de l'exemple que nous possédons (n° 35), nous serions forcé d'entrer dans des hypothèses; il est préférable d'attendre de nouveaux documents.

Il est des circonstances qui font varier la perte, mais il n'est pas toujours possible d'en apprécier l'influence.

Cette diminution paraît indépendante du sexe, car il est probable que si ce sont des filles qui ont le plus perdu, cela tient à ce qu'elles se trouvent ici en plus grand nombre ; cependant chez l'adulte ce sont les femmes qui, en général, ont supporté de longues diètes.

Quant à la force et à l'âge utérin, il est vraiment curieux de voir que les enfants qui ont perdu le plus étaient avant terme et faibles, tandis qu'on eût été porté à croire que tout avorton ne dût subir que des pertes insensibles. Le plus jeune et le moins lourd de nos enfants est celui qui a le plus diminué $> {}^4/_{10}$ (n° 1). Il faut dire qu'il est né en juillet et que la température très-élevée est restée constamment au-dessus de 25°. Il ne pouvait teter et ne prit rien, mais quoique maigre il était bien constitué et vivace, sans trace d'œdème. Il semble que ceux qui sont robustes et perdent beaucoup chaque jour, résistent moins que ceux qui sont débiles et dont les fonctions sont peu actives.

Il faut aussi admettre une force intime propre à chaque individu, et qui dans quelques cas permet de résister davantage, comme aussi certaines circonstances peuvent hâter la mort.

L'âge de l'enfant semble avoir peu d'influence, et un fait digne de remarque, c'est que celui qui reste stationnaire 1 et 2 mois perd comme s'il n'avait pas vieilli, c'est-à-dire la même quantité de son poids primitif, tandis que s'il eût régulièrement augmenté, il n'aurait perdu que la même fraction de son nouveau poids. Ainsi le n° 16, pesant à sa naissance 2,950 gr., meurt le 53° jour, sans avoir jamais repris son poids primitif, et pesant seulement 2,050, nombre moindre que la moitié de ce qu'il aurait pu peser à cet époque.

Si l'enfant résiste plus que les jeunes animaux, l'adulte lui aussi résiste davantage. C'est ce que démontre l'observation suivante.

D. (n° 35) âgée de 23 ans, accouche le 30 avril et entre le 2 mai à l'infirmerie pour une éruption scarlatiniforme. La fièvre continue, puis surviennent des frissons qui se répètent et des vomissements nombreux; le ventre devient à peine douloureux, reste souple et ne se ballonne pas. L'appétit se perd et devient bizarre, on s'ingénue à varier les aliments, mais quoi qu'on fasse, la malade ne peut les avaler ou les vomit; elle prend tout au plus quelques gorgées de vin, de bouillon ou de café. Les lavements alimentaires sont tout aussi inutiles. La mort survient le 6 juillet dans un état de maigreur extrême.

Le poids du corps est de 28 1/2 kil. Tous les organes sont sains et nul n'est plus atrophié que les autres, l'intestin conserve une certaine épaisseur et n'est point revenu sur lui-même. — La seule lésion qui existe est un abcès situé dans le ligament large gauche et se prolongeant en arrière sur les parois du petit bassin.

La graisse est encore très-abondante et d'un beau jaune; à la partie antérieure de la cuisse son épaisseur est de 3 à 4 millim., sur un lambeau de cette région, ayant 10 cent. de long pour 3 cent. de large, je trouve : peau 3 gr., graisse 7,60.

Cette femme, d'une belle stature, semblable à une sœur qui venait la voir, nous avait dit, et la chose est croyable, qu'avant d'être enceinte elle pesait 140 livres. Elle aurait ainsi perdu, à très-peu près, les $^6/_{10}$ de son poids. Si nous tenons compte des mensurations faites au haut de la cuisse, cette diminution devient très-certaine. Le 22 mai, nous trouvons 43 centim., et le jour de la mort 28 centim.; cette diminution de plus de $^1/_3$ en circonférence indique, pour les parties molles, une diminution bien supérieure à $^1/_2$. Or, à cela, pour l'amaigrissement antérieur, après un accouchement et 21 jours de maladie, on peut bien ajouter 10 kilogr. de pertes (70—10=60, 60—30=30 k.).

Nous ne trouvons dans la science qu'un fait analogue publié par le Dr Desbarreaux (*Dict.*, 30. V. *Abstinence*) :

Gronié, après 63 jours d'abstinence, pendant lesquels il ne prit que de l'eau, ne pesait plus que 26 kilogr., bien qu'il fût assez robuste sans être d'une grande stature.

Nous croyons que $^6/_{10}$ est un maximum rarement atteint, mais que très-souvent l'adulte dépassera $^4/_{10}$, et que la moyenne de la perte doit être fixée à $^5/_{10}$

Pendant 2 mois, notre malade a gardé une diète à peu près absolue : assurément la nourriture prise pendant cet espace de temps n'a pas dépassé 2 ou 3 kilogr. — On ne peut attribuer la conservation de la graisse à l'ingestion de tisanes sucrées, puisque les boissons elles-mêmes n'étaient point acceptées. — Il paraît bien certain, d'après ce fait, que certaines maladies rendent le défaut d'alimentation plus supportable et la vie plus longuement possible ; mais il reste une étude à faire, celle de savoir quelle est l'influence de telle ou telle affection.

Cette émaciation extrême entraîne avec elle certaines déformations. Le thorax en subit une à peu près constante qui tient à une diminution de volume des organes thoraciques. De chaque côté, il s'aplatit, et antérieurement le sternum se déprime ; cette dépression a son maximum au-dessus de l'épigastre, l'appendice xyphoïde étant poussé en avant par le foie qui conserve un certain volume et qui, se portant en haut, maintient le thorax élargi à sa base.

Le crâne lui-même tend à se rétrécir ; et comme il ne peut le faire qu'autant que les os chevauchent au niveau des sutures, celles-ci disparaissent, les os se croisent et deviennent immobiles. Le doigt, promené sur la tête, sent très-bien à travers le cuir chevelu, amaigri et se moulant sur les parties solides, cette disposition anomale, parfois sensible à l'œil et d'autant plus prononcée que l'amaigrissement lui-même est plus tranché.

Les yeux deviennent brillants, et la conjonctive s'injecte ; habituellement demi-ouverts, ils sont vifs et secs. La cornée se couvre de mucus desséché et se dessèche elle-même, et à première vue semble ulcérée ; deux fois j'ai rencontré des ulcérations réelles (n°ˢ 9 et 32). Pour s'assurer de leur existence, il faut humecter l'œil, écarter les mucosités en abaissant la paupière supérieure et regarder à contre-jour. Une fois, les **deux** cornées se sont perforées (n° 17), et les yeux se sont vidés : l'enfant avait eu une légère ophthalmie, dont il était guéri quand la perforation survint.

Le ventre, très-rarement volumineux, est le plus souvent aplati ou même creusé en bateau. La chute du cordon est généralement plus tardive, et la cicatrisation ne s'opère pas. On observe assez souvent l'artérite ombilicale, qui se traduit par les mêmes altérations que celles de la cornée et pour les mêmes causes ; c'est plutôt un ramollissement qu'une inflammation réelle.

Dès que l'enfant atteint un certain degré d'amaigrissement, il répand autour de lui une odeur infecte qui augmente et devient parfois extrême. Elle s'exhale manifestement des selles, mais elle semble provenir encore et de la bouche et des voies pulmonaires ; la peau n'y est peut-être pas étrangère. — Les filles qui changent s'en aperçoivent vite, et la mère elle-même s'en plaint parfois.

Les fonctions subissent des modifications tout aussi intéressantes à étudier que les données de l'aspect extérieur.

L'appétit, peu intense d'abord, va augmentant avec le besoin de réparation. L'enfant tend la tête, se tourne vers les objets, ouvre la bouche, saisit avidement ce qu'on lui présente et tette avec énergie. Bientôt des cris incessants, une agitation extrême traduisent la faim qui le dévore; c'est un véritable délire. La perte a atteint 1/6 ou 1/5. Plus tard l'appétit disparaît, il ne tire plus le doigt, avale à peine et ne digère plus ce qu'on lui donne.

La bouche se dessèche, la langue est sale, râpeuse, souvent couverte d'un enduit épais. Il survient quelquefois du muguet dont l'abondance varie.

Les vomissements n'ont lieu que si l'enfant est élevé au biberon. Rares au début, ils deviennent parfois si répétés que rien n'est plus supporté ; alors il n'existe pas de diarrhée. Le lait vomi est ordinairement coagulé, et très-fréquemment mêlé avec de la bile jaune ou verte.

Si l'alimentation est insuffisante, les selles deviennent mélangées, puis de plus en plus rares, d'un vert foncé spécial ; rarement elles sont fluides, si ce n'est quelquefois sur les derniers temps ; ces caractères se retrouvent parfois chez l'adulte. Quand l'aliment, mal supporté, détermine la diarrhée, celle-ci se présente avec les caractères connus : fréquence, fluidité, coloration jaune, verte, blanche... La fétidité apparaît de bonne heure et manque rarement.

La diarrhée jusque-là a joué le plus grand rôle ; c'est

à elle qu'on attribuait la mort, et c'est contre elle qu'é-
tait dirigé le traitement. — Effectivement, elle tue quelquefois, c'est quand il y a entérite ou gastro-entérite
aiguës. Dans ces cas rares, il y a de la fièvre, les selles
sont très-liquides, très-abondantes, et la mort rapide arrive alors que la perte est encore faible. Pour la diarrhée
chronique, elle peut causer la mort, mais ce n'est plus,
en général, que par l'inanition qu'elle détermine, et encore souvent elle n'est qu'un épiphénomène, un effet
accidentel de la mauvaise alimentation. Les aliments non
digérés ne peuvent être expulsés sans exciter quelques
phénomènes morbides. Si l'irritation n'atteint pas le degré de l'inflammation, la réaction générale est nulle,
l'enfant maigrit et succombe, non à l'hypersécrétion, qui
est peu considérable, ni à l'état général, mais au défaut
de nutrition. La preuve, c'est qu'il succombe quand la
maigreur est parvenue au point qu'atteignent ceux qui
ne s'alimentent pas.

L'urine, encore plus que les selles, diminue considérablement de quantité (V. p. 56) quand laréparation est
faible ou nulle.

La respiration n'offre d'abord aucun changement;
plus tard quelques modifications apparaissent : un ralentissement se manifeste en même temps que le pouls
baisse, surtout à la période algide, et les mouvements
descendent à 16, 12, 8, 2, 1 ; ou plus rarement, en
même temps que le pouls, les mouvements respiratoires s'accélèrent et montent à 80, 100. Il est très-
ordinaire de les trouver sur les derniers temps irréguliers, inégaux, pénibles; après un mouvement isolé

en 20, 30″, on peut en voir 2, 3, 4, se succéder rapidement.

Cette fonction est une des dernières à disparaître. Trois fois je l'ai vue persister alors que les autres étaient suspendues au moins en apparence.

Les cris deviennent ordinairement, à la période d'excitation, tellement intenses et fréquents qu'ils ne cessent ni jour, ni nuit, et qu'il est impossible de les calmer, même avec le lait, si le lait est vomi ; et s'ils se calment un instant, c'est pour recommencer bientôt. — Ils ont quelque chose de caractéristique et on les reconnaît très-bien, quand déjà on a entendu de pareilles lamentations. C'est une expiration forte et prolongée, accompagnée d'un accent de désespoir qui fait mal à entendre. Plus tard, ce sont de petits cris plaintifs et faibles.

Le pouls baisse avec le degré de l'inanition, mais non régulièrement ni constamment. C'est surtout dans les derniers temps de la vie que cette diminution est marquée ; de 140, il descend très-ordinairement à 70, 60, plus rarement à 50, 40, et même 36, 34. Sans doute il peut descendre plus bas peu d'instants avant la mort, mais les battements du cœur deviennent tellement faibles qu'on ne les distingue plus, et qu'il n'existe qu'un bruit confus à peine perceptible. – Quand l'agitation est intense, la chaleur exagérée, il peut dépasser le chiffre normal et atteindre 160, 180, 190 ; une accélération momentanée peut apparaître sous l'influence d'une excitation artificielle. — Très-rarement il est irrégulier ou inégal.

Quand le pouls est lent, les bruits du cœur sont tellement distants, qu'on est souvent tenté de prendre un bruit pour une pulsation cardiaque.— Trois fois j'ai pu observer, sur des cœurs très-ralentis, un bruit de souffle au premier temps sans lésion de l'organe.

Au début, peu de troubles nerveux ; mais une excitation telle qu'elle devient un véritable délire, est le résultat d'une inanition avancée; l'enfant s'agite, crie constamment et il devient impossible de l'apaiser. — Bientôt succède un abattement complet, toutes les fonctions se ralentissent, les mouvements sont presque nuls, la sensibilité est anéantie et aucune excitation ne peut tirer de cette léthargie mortelle.

Les mouvements convulsifs sont rares, deux fois seulement j'ai constaté quelques contractions spasmodiques à la face, vers les derniers moments de la vie.

Les modifications de la température sont les mêmes que celles trouvées par Chossat. Mais voyons d'abord ce qu'est la chaleur à l'état normal et dans quelles circonstances elle augmente ou diminue. Ne pouvant rapporter chacune des nombreuses expériences que j'ai faites, j'en mentionnerai seulement les résultats.

Ainsi que l'ont démontré MM. Roger et Racle, l'enfant naissant a une chaleur égale à celle des parties profondes de la mère; exposé nu, il se refroidit en raison de sa faiblesse. S'il est fort et respire bien, en quelques heures il a repris sa température normale, mais il reste au-dessous, s'il est faible et délicat.

Les jours suivants, cette température est variable pour le même sujet et *a fortiori* pour des sujets différents, surtout s'il s'agit d'avortons. La moyenne est difficile à obtenir, elle approche de 37°,50, pour les enfants bien développés.

Il n'est pas rare, même à l'état de santé, de trouver un chiffre supérieur à ce qu'on observe chez l'adulte ; ainsi j'ai rencontré sans cause apparente 38°, 38°, 30, 39°,10... — Cette augmentation est fréquente dans les maladies inflammatoires et ne diffère guère de ce qu'on observe à un âge plus avancé ; je m'étonne qu'on ne l'ait pas signalée. J'ai vu le thermomètre monter à 39°, 39°,8, 40°, 40°,80, dans la bronchite, la pleurésie aiguë et l'érysipèle. — Ce qui est moins commun, c'est de la voir dans l'œdème, accompagné d'un froid très-prononcé, se relever sous l'influence d'un érysipèle.

Née 10 mai : fille, jumelle, 1,950 gr. — 13 : œdème 32°,50 — 17 érysipèle ; mat. : 36°,20, 160 p., 38 R ; — soir : 37°,90 — 18 mort.

Enfin, ce qui paraîtra plus étrange, c'est que cette élévation de température puisse se montrer dans quelques cas d'inanition, sans qu'il existe aucune complication inflammatoire pour en rendre compte; tels sont : n° 23 : 41°,20, et n° 24 : 39°,40.

Si l'augmentation est rare, il n'en est point ainsi de l'abaissement.—Quand on lit le beau travail de M. Roger, on se persuade que l'œdème seul produit l'algidité et que les deux sont proportionnels ; c'est une proposition trop absolue : si très-souvent l'un et l'autre coïncident, souvent aussi on trouve l'un sans l'autre, surtout l'abaissement de température. Il est très-peu d'avortons un peu faibles, qui aient une chaleur normale, et si on considère que l'œdème est le propre des enfants nés avant terme, on voit que c'est cette condition surtout, qui amène l'algidité. Si des affections très-diverses peuvent accroître celle-ci, leur existence n'est nullement nécessaire, ainsi que le prouvent les exemples suivants.

Sous le n° 30, nous voyons un enfant non atteint d'œdème descendre à **28°**, le jour même de sa naissance, étant simplement pâle, faible, peu énergique et après un bain vineux, de la chaleur et d'autres soins convenables, remonter à 36°,60 pour succomber plus tard, faute d'une bonne nourrice.

Voici encore deux exemples où la température est descendue, quoique celle de l'air ambiant fût de 18 à 19° seulement, extrêmement bas, bien au-dessous des 32• observés par Edwards sur un avorton semblable :

13 décembre : G., 5 mois, né à 1 h. mat., P. 633. — 10 h. 1/2 : 22° — 11 h. : 21°,40 — 2 h. 1/2 : 21° — 3 h. : 20°,50 — mort quelques minutes après. A rendu du méconium et pèse 597 gr. — Pas d'œdème.

15 décembre : G., 6 m., 1,100 gr., jumeau né à 2 h. mat. — 16 décembre : à 10 h. mat., 24°,50 — 7 h. soir : 20°,60 — meurt à 11 h. soir. — Pas plus que pour le précédent, on ne peut compter le pouls ni distinguer les pulsations cardiaques, la respiration se fait bien et on entend de petits cris. Les tissus sont mous, sans dureté. Pas d'œdème, peut-être seulement un léger soulèvement du dos des pieds.

Le refroidissement est bien ici le fait de l'âge utérin trop peu avancé et de la faiblesse de la constitution ; et rien ne démontre mieux l'influence de la température extérieure dans ces cas ; car ici bien certainement c'est le froid qui a causé la mort, bien que la chaleur des salles fût de 18° environ.

Le n° 30 montre encore que, même à 28°, la chaleur animale peut se relever et la vie se conserver, si on augmente la chaleur extérieure et si on multiplie les soins ; il ne suffirait pas d'entourer de coton qui ne peut que retarder le refroidissement, il faut fournir de la chaleur quand l'enfant n'en peut faire suffisamment.

L'abaissement de la température signalé par M. Mignot, dans quelques maladies inflammatoires, dépend de l'état de l'enfant bien plus que de la maladie. Les cas cités ne sont pas, du reste, des inflammations franches, et nous avons vu que, même dans l'œdème, la chaleur peut s'élever s'il survient une véritable inflammation. — Cependant, nous sommes obligés d'admettre que des phlegmasies réelles et aigües, survenant les premiers jours de la vie, si elles attaquent spécialement le centre respiratoire, telles sont la pleurésie aiguë, la pleuro-pneumonie, peuvent abaisser la température finale de quelques degrés ; c'est ainsi que nous l'avons vu descendre à 34°, 33°.....

Enfin il existe une nouvelle cause d'algidité bien étudiée chez l'animal, et non encore chez l'homme, si on excepte toutefois ce qu'en a dit M. Hervieux sous le titre d'algidité progressive ; nous voulons parler de l'inanition.

Pour donner de la valeur à nos observations, il fallait

entrer dans les détails qui précèdent. Il résulte de cet examen que, pour être probants, les faits doivent porter sur des enfants à terme, déjà éloignés du moment de la naissance, et présentant un abaissement considérable, surtout le dernier jour, ainsi que cela arrivait dans les expériences de Chossat. Le n° 16 est un exemple remarquable sous ce rapport ; il était à terme et bien constitué, il a vécu 2 mois malgré une mauvaise alimentation. Sa température a baissé la veille de sa mort, mais surtout le dernier jour. Le soir, je constatai 28°, et s'il faut en croire un élève, il aurait eu 20° peu avant sa mort survenue à 4 heures du matin. Les n°ˢ 5, 7, 15, 27, ne sont pas moins probants : tous sont à terme et se refroidissent à l'approche de la mort.

Il me semble que, dans ces cas, il n'est pas possible de nier que ce refroidissement ne soit dû à l'inanition, et par extension, nous en concluons qu'il en est ainsi des enfants nés avant terme dont l'abaissement de température a été plus fréquent et plus prononcé.

Si chez la femme D (n° 35), qui est morte la nuit, la température constatée la veille n'avait pas baissé, il en faut chercher la raison dans son état fébrile qui ne l'avait point quittée.

L'abaissement de température, le dernier jour, surtout aux approches de la mort, est à peu près constant ; mais loin d'atteindre toujours le même degré, il est souvent peu prononcé. La vie semble s'éteindre ordinairement quand le thermomètre approche de 30°. Nous avons suivi la marche de cet abaissement sur les n°ˢ 7 et 24, et nous avons trouvé (air à 22° et 20°) n° 7 :

N° 7.

8 h. : 36°,40; 1 h. : 35°,40; 2 h. : 34°; 2 h. 1/2 : 32°,20 — mort.

3 h.: 31°,30; 3 h. 5′ : 30°,80; 3 h. 10′ : 30°,40; 3 h. 15′ : 30°,05; 3 h. 30′ : 29°,10;+ 3 h. 45′ : 28°,40

N° 24.

11 h, 1/4 : 34°,70 ; 1 h. 1/2 : 34°,20 ; 5 h. 20′ : 33°,60 ; 6 h. 20′ : 33°

7 h. 10′ : 32° ; 7 h. 39′ : 31° ; 8 h. 13′ : 30°,20 ; 10 h. 1/4 : 27°,20.

Ceci nous montre que le refroidissement est d'autant plus rapide qu'on approche davantage du moment fatal, mais que l'influence de la vie se fait encore sentir, puisque, après la mort, la marche est inverse, d'autant plus leute qu'on s'éloigne plus de ce dernier instant. Ces deux observations, plus 3 autres, prises sur des adultes, nous ont appris que la température du cadavre suit la loi, si on tient compte de l'évaporation qui complique un peu le problème, des corps inertes chauds abandonnés dans un lieu plus froid, et elles semblent contredire ce qui est admis sur ce refroidissement cadavérique, lequel serait différent suivant les différents genres de mort, et suivant les conditions physiques du corps.

Cette diminution de la chaleur progressive mais quelquefois variable, est le signe d'une mort prochaine ; plusieurs fois j'ai prévu ce qui allait arriver en consultant la température.

Le minimum obtenu a été constaté sur les n°ˢ 2, 16, 17, 29, 30, 31. Déjà nous avons parlé du 16 ; quant aux 2 et 29 qui sont descendus le plus bas, l'un au-dessous de 22°, et l'autre à 23°,10, ils étaient petits, nés avant terme et regardés comme morts ; ils avaient été portés à l'amphithéâtre. Il est à craindre que pareille aventure soit arrivée à d'autres, et il est probable que si j'avais pu assister aux derniers moments de tous, j'aurais recueilli un plus grand nombre de basses températures ; mais la plupart des enfants sont morts la nuit, vers le matin, et quelques-uns le jour, alors que j'étais absent. Le thermomètre des salles marquait en général de 16 à 19°, quelquefois davantage, mais rarement moins.

On voit par les températures inscrites sur le tableau que celle du même enfant varie beaucoup ; c'est en grande partie l'effet de l'alimentation insuffisante surtout quand il s'agit d'un sujet bien développé. — Il est des cas où cette variation n'est nullement explicable, telle est l'augmentation extraordinaire des n°ᵃ 23 et 24 ; mais il en est d'autres où jusqu'à un certain point on peut s'en rendre compte par la position de l'enfant : ainsi, par exemple, s'il est près de sa mère ou d'une boule d'eau chaude, ainsi que cela arrive quand on s'aperçoit qu'il se refroidit, ou seul dans son lit et dans une salle plus ou moins froide ; c'est dire que sa température est facile à influencer. Effectivement, si on le découvre et qu'on le laisse nu quelques minutes, aussitôt le thermomètre baisse de 0,40 à 1°,20 cent. et plus (n°ˢ 6, 25) ; le contraire arrive si on le porte près d'un bon feu. Le n° 2, porté à l'amphithéâtre et trouvé avec une température de 22°, fut entouré de linges chauds, en $^3/_4$ d'heure il revint graduellement à 30°,50 ; à ce moment, ne voyant pas les fonctions et la vitalité renaître, je l'abandonnai et en 4 heures il redescendit au-dessous de 22°. Probablement que, en le réchauffant davantage, il eût dépassé la température normale, et que, plus longuement réchauffé, il eût repris un peu de vie.

Ce fait me semble démontrer que l'enfant qui se refroidit, parce qu'il ne fait pas suffisamment de chaleur, non-seulement doit être entouré de tissus mauvais conducteurs, mais encore que la température ambiante doit très-élevée, sans cela il se refroidira inévitablement, quoique avec plus de lenteur.

Enfin la température prise le matin et le soir, m'a paru généralement un peu plus élevée à ce dernier moment, contrairement à ce qu'observait Chossat, sans que j'aie pu en trouver la raison.

Si un enfant mal alimenté est plus exposé aux atteintes des maladies, quand l'amaigrissement est rapide et l'alimentation fort insuffisante, ces accidents morbides sont rares ; je n'ai pas constaté, à une période avancée, qu'aucune affection étrangère soit survenue en vertu d'une prédisposition spéciale. — La gangrène seule m'a semblé être une conséquence fréquente de l'inanition. Le nº 14, entré à l'infirmerie le 10ᵉ jour, sans avoir été alimenté, portait une large escarre noire, entourant l'ombilic et s'étendant jusque près du pubis ; les tissus étaient envahis jusqu'aux muscles. — Le nº 11 présentait une mortification du rebord gingival, inférieur et antérieur, large comme une pièce de 1 franc ; l'os sous-jacent était nécrosé. — Deux fois j'ai trouvé de petites escarres de la muqueuse stomacale, et une fois un poumon offrait des points grisâtres, sans odeur mais tellement mous que la moindre pression les réduisait en pulpe.

J'ai déjà mentionné les altérations de la cornée.

Nous croyons devoir établir, dans la marche suivie par les phénomènes que nous venons d'étudier, plusieurs périodes auxquelles correspondent les diminutions de poids suivants : $^1/_{10}$, $^1/_6$, $^1/_4$, $^1/_3$, et caractérisées par un ensemble de signes en général assez constants. — On pourrait leur donner les noms de : P. latente, d'amaigrissement, d'excitation, léthargique.

1° ($^1/_{10}$) L'enfant dépérit, perd ses couleurs et de son embonpoint ; si on le suit de l'œil, on pourra s'apercevoir de son état, mais le plus souvent la vue sera impuissante et la balance indispensable.

2° ($^2/_6$) Ce qui frappe le plus, c'est l'amaigrissement et la manifestation d'une faim très-vive.

3° ($^1/_5$, $^1/_4$) La maigreur augmente et devient extrême, mais l'excitation domine la scène, les cris sont incessants. C'est alors qu'on peut observer une suractivité des fonctions : respiration, circulation, température. — La mort peut survenir dans cette période.

4° ($^1/_3$) A cette période ultime, l'enfant se refroidit, toutes ses fonctions baissent et se ralentissent ; il tombe dans une léthargie analogue à celle des animaux hibernants, telle et de si longue durée parfois, qu'il y a mort apparente, la plus complète, si bien que l'erreur est des plus communes. Trois fois, ayant demandé à voir des enfant qu'on me disait morts, et à l'amphithéâtre (n°s 2 et 29 ; le 3e, dont la note a été perdue, n'était point inanitié, si je me rappelle bien, mais faible, avant terme et âgé de 2 jours), trois fois on me les apporta vivants ! Les infirmières n'étaient pourtant pas des novices, mais, nous le répétons, l'erreur est des plus faciles. Tout annonce la mort : froid, immobilité, insensibilité, quelquefois la rigidité... Si on n'examine de près, on ne peut que se tromper ; on prend l'enfant et son maillot et on l'emporte. Mais si on met celui-ci à nu et qu'on l'observe quelques instants, on s'apercevra de sa méprise. Parfois, une secousse violente, des pincements, déterminent un léger mouvement très-lent et un petit cri plaintif très-doux, mais quelquefois rien ne se produit ; il faut alors fixer les regards aux attaches du diaphragme, et presque toujours on apercevra un petit mouvement inspiraratoire ; mais à cause de la lenteur de la respiration, il faut attendre parfois 1 minute et quelquefois plus. Le cœur donne peu de renseignements, on entend à peine un bruit confus et point de battements distincts. Quand la respiration a cessé, il n'y a plus moyen de reconnaître l'existence de la vie, à moins peut-être qu'il n'y ait élévation et conservation de température, car le corps ne tarde pas à prendre celle du milieu ambiant quand il a cessé de vivre.

J'ai été fort surpris de voir que la mort apparente, si bien étudiée chez l'adulte, où elle est tellement rare, que dans les hôpitaux c'est un fait inouï, n'est même pas mentionnée chez le nouveau-né où la méprise doit réellement être très-fréquente.

Inutile d'ajouter que les irrégularités de la marche sont en raison de l'irrégularité de l'alimentation.

Le temps qu'un enfant peut supporter la diète n'est pas moins variable; aussi est-il tout au plus possible de donner quelques chiffres pour les cas où la privation de nourriture est absolue. Encore faut-il mettre de côté les enfants qui supportent mal cette privation, par suite de conditions diverses, et dont la mort n'est pas due exclusivement au défaut d'aliments. Pour ceux qui succombent véritablement inanitiés, nous croyons que très-exceptionnellement, la mort surviendra avant le 8ᵉ jour; je n'en ai point vu succomber avant cette époque.

Si des faits nous passons à la théorie, nous arrivons à de pareilles conclusions : Un enfant de 3,000 perdant en moyenne 100 gr. par jour, et cessant de vivre quand il ne pèse plus que 2 kil. à 2,200, on voit qu'il vivra 8 à 9 jours au moins.

Si la limite inférieure est incertaine, la limite supérieure l'est encore davantage et varie singulièrement. Ce défaut de régularité tient à une multitude de causes, en particulier à une bonne constitution, ou mieux à une force intime de résistance propre à chaque sujet.

Les enfants robustes, qui perdent beaucoup, sont peut-être ceux qui résistent le moins ; car on voit des avortons extrêmement faibles, qui restent sans manger un temps incroyable peut-être parce qu'ils sont peu vivaces, ils perdent peu et vivent plus. Ainsi le nº 17, pendant au moins les 11 derniers jours, n'a rien pris et n'a perdu que 220 gr.; déjà auparavant sa nourriture avait été à peu près nulle, et il avait considérablement maigri. On est souvent étonné de voir fort longtemps rester en léthargie de petits êtres que l'on croyait sur le point de mourir. Ceux qui ont vécu le plus sans presque rien prendre, ce sont les nᵒˢ 17, 21 jours ; 1, 17 jours ; 2, 14 jours ; 14, 12 jours...

Cette durée est bien plus considérable chez l'adulte ; il suffit, pour s'en convaincre, de considérer les pertes : 3/10ᵉ à 5 ou 6/10ᵉ, c'est presque le double, et de comparer le nᵒ 35 avec les autres.

Il est des complications qui doivent l'abréger : une diarrhée abondante, l'excitation nerveuse, la syncope... comme il est des circonstances qui peuvent la prolonger. La fièvre est dans ce cas, sans doute, car il est probable que D (nᵒ 35) n'eût vécu ni perdu autant, si elle eût été en bonne santé.

Quant aux cas où l'alimentation est insuffisante, la durée doit être en raison inverse de cette insuffisance, aussi n'y a-t-il rien de précis.

Il est évident que si la cause persiste, la mort est inévitable ; mais à quel degré d'amaigrissement tout espoir est-il perdu, quand il y a eu privation simple d'aliments et point d'autres complications ? D'après Chossat, même à la période algide, il serait possible de conserver la vie. Bien qu'il ne m'ait pas été donné de faire pour l'homme ce qui a été fait pour les animaux, je crains beaucoup qu'il n'en soit pas ainsi de nous. Quand la température baisse, toutes les autres fonctions sont tellement peu actives, qu'il nous paraît bien difficile de pouvoir conserver l'existence. L'enfant cité, qui de 22ᵒ fut ramené à 30ᵒ,50, ne reprit aucune vivacité ; il lui eût été impossible d'avaler le lait et, *à fortiori*, de le digérer.

Il serait prudent néanmoins, le cas échéant, de tenter l'expérience et surtout de prolonger le réchauffement.

Bien avant ce degré d'affaiblissement, la vie est déjà sérieusement compromise, dès que l'enfant ne peut plus teter, il reste bien peu d'espoir. — Un enfant de 3,050, ayant maigri de 800 gr. et confié à une nourrice, put rester stationnaire d'abord, puis augmenter; c'est le degré le plus bas où il m'ait été donné de voir la vie se conserver.

La lésion caractéristique est évidemment la diminution de volume et de poids que subissent les différents tissus et organes. C'est ce que nous avons cherché à apprécier en comparant des morts-nés et des inanitiés. Voici les résultats obtenus à l'aide de plusieurs autopsies, faites, il faut le dire, bien plus dans le dessein d'expliquer la persistance de la graisse, que d'apprendre ce dont diminue chaque partie, ce qui est déjà suffisamment connu :

Peau.	240.	170
Graisse.	590.	130
Muscles.	620.	380
Cerveau.	390.	370
Squelette	560.	545
Foie.	160.	95
Tubes digestif	140.	110
Poumon, cœur	95.	75
Reins, rate.	60.	55
Sang, sérosité	110.	60
	2,960	2,030

Les pertes éprouvées le sont spécialement par la graisse, le tissu musculaire et le foie.

D'après Chossat, le tissu adipeux disparaîtrait à peu près totalement ($> {}^9/_{10}$). S'il en a été ainsi chez les auimaux soumis aux expériences, il n'en est point de même chez le nouveau-né et même chez l'adulte (n° 35). — En voyant la maigreur extrême des sujets, j'étais loin de m'attendre à trouver une aussi forte proportion de substance graisseuse.

Cherchons la raison de cette différence. Si on se demande quel était le degré d'embonpoint des animaux de Chossat, malgré le peu de renseignements, on découvre que la graisse était peu abondante ; dès lors, on n'est plus étonné qu'elle ait presque entièrement disparu, étant en faible quantité relativement aux tissus azotés, et l'animal, qui vit de lui-même, le faisant aux dépens de ses substances ternaires et quaternaires dans le rapport voulu.

Ce rapport est tout connu pour ce qui est de la nourriture normale de l'enfant, il est donné par la composition du lait; en négligeant l'eau et représentant par 1 les parties solides, on peut admettre : caseum $= {}^1/_3$, beurre $< {}^1/_3$, sucre $> {}^1/_3$, et si on remplace le sucre par son équivalent calorifique de graisse, on aurait : aliment plastique 1, graisse < 2.

Or, si nous comparons, dans l'économie, la graisse avec les autres tissus, et particulièrement le tissu musculaire, qui se consomme le plus activement, nous trouvons :

1 tissu musculaire donne : subst. solide . . . 1/4

1 tissu adipeux donne : graisse. 3/4

Ce dernier nombre a été obtenu au moyen de l'éther qui dissout les graisses : 15 gr. de tissu cellulo-adipeux ont donné : — graisse, 11 gr. 20 — tissu cell. sec, 2 gr. 10 — eau perdue 1,70.

La partie solide du muscle contient encore de la graisse ; l'enfant qui use 1 de muscle et 1 de tissu adipeux, dépense donc des aliments plastiques et respiratoires, dans le rapport de 1 à 3 au moins ; c'est plus que la composition ordinaire de sa nourriture. Ce que nous disons des muscles, on pourrait le dire du sang, et autres corps azotés de l'économie.

De tout cela, nous concluons que l'enfant qui pèse 3 k. et perd 900 gr. perdra au moins 500 gr. de muscles, sang... et au plus 400 gr. de tissu adipeux ; il n'est donc pas étonnant que, possédant au début 5 à 600 gr. de ce dernier tissu, il lui en reste encore, quand il a succombé à l'inanition.

Au lieu de la proposition de Chossat : « les $^9/_{10}$ au moins de la graisse ont disparu, » nous croyons qu'il serait plus exact de dire : la graisse disparaît suivant une proportion déterminée, celle de l'alimentation, et par conséquent, plus ou moins, suivant qu'elle est moins ou plus abondante au début.

On admet que, pour la nourriture de l'adulte, la proportion des aliments respiratoires doit être un peu plus forte qu'elle ne l'est dans le lait. Quoi qu'il en soit, il est probable que chez certaines femmes grasses, la graisse est en telle abondance qu'elle sera plus que suffisante pour entretenir la vie ; — et dans l'obs. 35, où la femme a perdu 40 kil., il est croyable qu'elle a pu perdre près de 20 kil. de graisse sans la perdre totalement.

Si la mort peut survenir, quand la graisse fait défaut, elle est loin d'attendre toujours ce dernier moment.— Il ne faudrait donc pas rejeter une supposition de mort par inanition, par cela seul qu'il existerait encore du tissu adipeux, ainsi qu'on est tenté de le faire, d'après les observations de Chossat. — Ce qu'il y a de surprenant dans l'observation 37, c'est que cette femme, qui a eu constamment la fièvre et subi un tel amaigrissement, ait conservé autant de cette substance, et que l'élévation de température, qui est toujours restée au-dessus de la normale, n'en ait pas consommé davantage.

Comme en faisant l'autopsie de certains sujets phthisiques, cancéreux, ou atteints d'autre cachexie, on trouve extrêmement peu de tissu adipeux; on peut se demander si certaines affections n'ont pas surtout pour résultat de détruire ce tissu, et s'il n'est pas possible d'expliquer ainsi l'utilité de l'huile de morue.

Le sang est toujours en très-petite quantité ; en coupant les tissus, il s'en écoule à peine quelques gouttes, et on n'en trouve que dans les gros vaisseaux. Il est noir, épais et nullement aqueux.

Les cavités séreuses sont sèches et ne contiennent pas de liquide. Si Chossat a parfois trouvé des épanchements, c'est qu'il expérimentait sur des êtres de nature différente ; de même les tissus sont secs, beaucoup moins humides qu'à l'état normal ; l'eau semble s'être échappée en quantité plus considérable que les solides. C'est ce qui ne peut étonner, si on compare la nourriture très-aqueuse de l'enfant ($^9/_{10}$ eau) avec la composition de son corps (eau $^3/_4$) dont il se nourrit alors. Les fonctions, sans doute, tendent à se mettre en équilibre, mais elles ne subissent pas immédiatement cette modification, et les liquides doivent être expulsés plus rapidement. Comme chez l'adulte, l'alimentation est moins aqueuse (le rapport est $^3/_4$ comme pour le corps); il pourrait bien y avoir une sécheresse moindre.

Le foie est un des organes, à cause de sa vascularité sans doute, qui subit la plus grande réduction. La rate et les reins diminuent peu.

Les lésions de l'appareil digestif sont variables, quelquefois molles ; quand elles existent, elles ne sont souvent que des complications et non l'effet de l'inanition. — Le muguet existe quelquefois. — L'estomac contient souvent de la bile jaune ou verte, du mucus, un peu de lait en grumeaux. — La gastrite réelle est rare; une fois j'ai rencontré le ramollissement gélatiniforme chez un enfant élevé au biberon, pendant des chaleurs trop élevées ; déjà fort amaigri, il succomba rapidement à l'invasion du mal.

L'intestin serait, dit-on, considérablement réduit dans son calibre et les parois seraient très-amincies, transparentes. C'est là l'exception : je ne l'ai vu que sur le 14, qui n'avait pas été alimenté, et peu souvent sur ceux qui avaient été élevés au biberon. — Très-souvent on ne trouve rien d'anormal, rien du moins sur quoi on puisse baser son diagnostic. — Il n'y a même pas toujours absence d'aliments : sur un petit cadavre, j'ai trouvé 160 gr. de lait coagulé, sous forme d'une bouillie épaisse, et très-souvent il existe des grumeaux de lait, ingéré dans les derniers moments de la vie.

Quand la diarrhée a existé pendant longtemps, on voit dans le gros intestin les follicules développés et quelquefois surmontés de petites ulcérations. — L'intestin grêle est plus rarement altéré ; cependant il est parfois enflammé. La muqueuse rouge, épaisse, ramollie, se voit à travers le péritoine rouge lui-même.

Les poumons ont un aspect remarquable et constant. — Quand on ouvre la paroi thoracique, on est frappé de leur coloration blanc-rosé très-nette : pas de congestion, aération générale et parfaite. C'est un contraste très-sensible avec l'état ordinaire presque toujours compliqué d'une congestion plus ou moins intense. Ici on voit à peine parfois quelques îlots affaissés et bleu noirâtre que l'insufflation fait disparaître très-rapidement. — Cet état coïncide en général, pendant la vie, avec une espèce de déplissement pulmonaire très-curieux à entendre. — Sur le 13, je constatai une pleurésie purulente, avec fausses membranes, qui datait au moins des premiers jours de la vie.

Le cerveau et ses enveloppes, à l'inverse du poumon, présentent une congestion très-intense. Les veines sont considérablement dilatées et pleines de sang noir ; les méninges offrent ainsi des réseaux extrêmement serrés et riches. Point de sérosité ni d'épanchement sanguin. La substance nerveuse est douée d'une coloration violette très-nette, et la coupe laisse suinter une multitude de gouttelettes de sang noir. Il n'y a plus cette mollesse et cette humidité que l'on observe souvent chez le nouveau-né. On dirait que la sérosité a disparu et qu'à sa place le sang a été appelé par l'espèce de vide, en même temps que le crâne, très-peu résistant, a diminué de volume par le chevauchement des os.

Cette disposition osseuse est un phénomène constant, et son degré est en rapport avec celui de l'amaigrissement. Quand celui-ci est peu avancé, les os se rapprochent et se superposent légèrement; mais quand l'émaciation est complète, le chevauchement peut atteindre 3, 4, millim. Dans aucun autre état morbide, on ne le rencontre aussi prononcé, et c'est un signe essentiel de la maigreur extrême. — L'occipital est presque toujours au-dessous des pariétaux; ceux-ci sont généralement l'un au-dessous de l'autre, mais quelquefois ils sont par moitiés au-dessus et au-dessous. Quant aux frontaux ordinairement au-dessous des précédents, ils peuvent être en partie au-dessus, en partie au-dessous. — La membrane fibreuse se rétracte, et le périoste externe, la dure-mère, se con·forment à cette disposition nouvelle des os.

Ce chevauchement très-étendu des os de la convexité du crâne, est un signe qui me semble avoir une certaine importance, surtout en médecine légale, alors même que les tissus mous ont en partie disparu et qu'il ne reste plus que le squelette. — Que si, en effet, sur un crâne abandonné à la dessiccation, les os ne conservent point leurs rapports normaux et semblent chevaucher, cet état n'est point en tout semblable au précédent; les os restent écartés au lieu d'être dans leur position nouvelle fortement serrés les uns contre les autres, en outre, si on les fait macérer pendant 1 ou 2 jours, la membrane interosseuse revenant à elle-même laissera, dans le premier cas, les os se mouvoir, tandis que dans le deuxième, les os resteront à peu près immobiles. — Mais voyons d'abord comment on peut, pendant la vie, reconnaître et suivre les degrés de l'amaigrissement.

Pour l'enfant que l'on surveille dès le début, les pesées sont un moyen facile et sûr ; et si, pour l'inconnu que l'on aborde pour la première fois et qui déjà est une période avancée, ce moyen a une utilité un peu moindre, puisqu'il ne donnera que le poids actuel et les poids ultérieurs ; cependant, comme il permettra de suivre la marche du mal, il sera encore fort utile. — Quant à l'adulte, la pesée devant être toujours une opération fort difficile, nous avons cru pouvoir y suppléer en mesurant le haut de la cuisse, lieu où les parties molles, lesquelles disparaissent avec l'inanition, se trouvent en très-grande quantité. Nous avons vu quels bons résultats on peut ainsi obtenir (n° 35).

Cependant il faudra souvent se contenter des données de l'aspect extérieur. La maigreur, le chevauchement des os suffiront pour éclairer le diagnostic, mais ne pourront apprendre que rarement à quel degré on est arrivé et si la mort est plus ou moins prochaine.

Il est quelquefois important et généralement facile de savoir si l'amaigrissement tient à une alimentation insuffisante ou à une alimentation viciée. Dans le premier cas, pas de vomissements, langue sèche, ventre aplati, linges non mouillés, selles rares, petites, verdâtres ; dans le deuxième cas, vomissements, diarrhée séreuse abondante, jaune ou verte.

En médecine légale surtout, il importe parfois de pouvoir reconnaître qu'un enfant a succombé à ce genre de mort. — Ces cas paraissent rares et cependant, si j'osais m'en rapporter à mes propres impressions, je croirais que cet infanticide est non-seulement le plus fréquent, mais très-commun. Quel moyen plus sûr, moins apparent, je dirai même, dans quel cas la conscience du meurtrier est-elle plus à l'aise? Ce n'est point une mort violente et rapide, mais une consomption lente où l'on ne peut s'illusionner en même temps qu'on illusionne les autres. On donne le sein, mais avec parcimonie (p. 88), l'enfant dépérit, perd de ses forces et de son embonpoint, a les selles vertes;... ou encore, donner le sein est trop pénible, on donnera à boire ou à manger, et, alors même, dépérissement avec vomissements, diarrhée... Dans les deux cas, la mort arrive et on aura de bonnes raisons pour expliquer l'événement. « Monsieur, dira-t-on, mon enfant meurt comme ceux que j'ai eus avant celui-ci, sans que je sache pourquoi ; il a bien teté toute la nuit. » Et la mère n'aura pas une goutte de lait dans les seins !

Si tant d'enfants succombent dans les premiers temps de la vie, spécialement du 8e au 30e jour, surtout parmi les enfants illégitimes et pauvres, en peut-on ailleurs trouver la raison ?

La vie du nouveau-né a encore plus de résistance qu'on ne le croit, et les maladies n'apparaissent point au gré d'un mauvais vouloir ; nulle influence ne peut être sur lui plus délétère que celle de l'alimentation qui est toujours une cause pendante.

Casper pense qu'il n'existe aucun signe spécifique, si ce n'est peut-être l'amincissement des parois intestinales. — De signes spécifiques, il n'en faut point chercher, pas plus qu'une lésion déterminée ; il n'y a qu'un degré à constater : l'amaigrissement a-t-il été suffisant pour déterminer la mort ? Les signes d'une émaciation externe, si on ne découvre rien de plus pour expliquer la mort, sont donc suffisants pour qu'on doive se prononcer. — Les suivants sont ceux que nous avons à peu près constamment trouvés ensemble : maigreur considérable (diminution de $^8/_{10}^{es}$), sans qu'il y ait nécessairement disparition complète du tissu graisseux, — déformation du thorax et poumons très-aérés, blancs-rosés ; chevauchement étendu (3 à 4 mill.) des os de la voûte du crâne et congestion intense des méninges et du cerveau ; — tube digestif atrophié, transparent, vide et revenu sur lui-même si la diète a été absolue seulement.

Si d'autres lésions coexistent : gangrène, ulcération de la cornée, entérite,... il y aura à rechercher leur relation avec l'inanition ; si elles sont. effet, cause ou simple coïncidence.

L'inanition constatée, il ne sera pas toujours facile de déterminer si elle a été volontaire ; quand, par exemple, il s'agit d'un enfant faible, avant terme, tetant difficilement ou pris, sans cause apparente, de diarrhée chronique, rebelle à tous les soins, ou qu'il existe d'autres causes analogues tout aussi difficiles à reconnaître ; c'est alors qu'il faudra tenir compte de toutes les circonstances qui peuvent éclairer la question.

Si nous arrivons enfin aux moyens de prévenir le genre de mort dont il est ici question, qui ne verra, en se rappelant les causes que nous avons énumérées, que l'hygiène seule doit être mise à contribution, et que les ressources de la thérapeutique seront toujours impuissantes à suppléer un bon lait qui fait défaut. Un bon lait de femme, voilà, aux yeux de tous ceux qui se sont occupés des enfants dans les hôpitaux, la 1re condition de vie du nouveau-né.

Quant aux accidents : muguet, diarrhée, vomissements, efforts inutiles que de chercher à les faire disparaître tant que la cause persiste. — Le muguet, sans gravité pour lui-même, guérit spontanément, si l'état général est bon. — La diarrhée peut momentanément se suspendre sous l'influence d'un traitement convenable, mais elle se reproduira tout aussitôt, si elle est due à une alimentation vicieuse. Les vomissements se calment plus difficilement encore.

Pour ce qui est de l'hygiène, nous ne pouvons entrer dans de grands détails, aussi nous passerons sous silence ce qui a trait aux enfants pauvres et délaissés, et nous nous bornerons à émettre quelques propositions déduites de ce que nous avons dit précédemment.

Si le lait maternel est insuffisant, une bonne nourrice

sera le meilleur remède. Ce n'est pas que ce moyen doive constamment réussir, surtout s'il s'agit d'avortons ; trop faibles, ils ne supportent pas toujours le lait de femme et sont pris de diarrhée ; c'est alors que l'allaitement exige des soins attentifs. — Si par faiblesse l'enfant ne peut teter, la nourrice devra fréquemment faire couler du lait dans sa bouche et parviendra ainsi à soutenir cette frêle existence. — Nous voudrions ajouter pour ces débiles créatures, des lits dont la température fût de 30° environ ; il serait facile et peu dispendieux pour un grand hôpital, d'avoir ainsi un grand berceau chauffé par les moyens ordinaires.

Quand on n'a point de nourrice prête à recevoir l'enfant, autant que possible, il doit rester au sein de sa mère, et avant d'avoir recours au biberon, il faut s'assurer que réellement il ne prend pas assez de lait. Une perte de poids légère ou un arrêt dans le développement, lequel peut durer des mois sans gravité, ne suffisent pas pour se résoudre au changement. Une fièvre même intense ne doit pas faire redouter l'allaitement maternel, si cet état doit durer peu ; le lait n'a aucune propriété délétère, il diminue simplement de quantité ; après la maladie l'enfant reprendra ce qu'il a perdu. — Quand des gerçures trop douloureuses empêchent l'allaitement, on peut faire usage des bouts de sein artificiel, mais il est rare que l'enfant soit assez fort pour teter convenablement; le plus souvent il fait quelques efforts et ne prenant rien, il se désespère et se retire affamé; aussi ce moyen m'a toujours paru très-peu efficace.—Dans le cas d'insuffisance bien marquée, on aura recours d'abord à l'allaitement mixte ; quelquefois le lait de vache sera bien supporté, quoique le plus souvent il soit vomi et devienne nuisible en irritant les voies digestives,

Si enfin l'emploi exclusif du biberon devient une nécessité, que le lait soit le plus frais possible, coupé avec de l'eau sucrée, tiède et non bouilli ; qu'on le donne par doses de 50 à 60 gr. toutes les 2 heures en moyenne, soit 5 à 600 gr. en 10 ou 12 fois dans les 24 heures. — Nous avons vu de cette manière quelques enfants se maintenir en bon état pendant plusieurs jours, et cependant nous n'en persistons pas moins à soutenir que le biberon doit être proscrit des hôpitaux, et que le tolérer c'est absoudre l'infanticide ; notre opinion est d'autant plus ferme que ce que nous avons vu à la Maternité, n'est malheureusement que la reproduction de ce qui se passe ailleurs, où nous avons été témoin de nombreux faits semblables.

Hâtons-nous de dire que de généreux efforts ont été faits par l'Administration, et que deux utiles réformes, opérées à la maison d'accouchement, ont considérablement diminué la mortalité (V. p. 82 et 87).

Pendant plusieurs années, l'enfant ne pouvait quitter sa mère, que quand celle-ci sortait de l'hôpital, on espérait diminuer le nombre des abandons et on augmentait le nombre des morts. Il suffit de se reporter au tabl. 1, pour se convaincre qu'on a sagement fait, sur les instances de Mme Alliot, de laisser partir le nouveau-né, aussitôt que l'amour maternel cesse de se faire entendre. Et cette règle pourrait avoir des applications ailleurs qu'à l'hôpital ; empêcher, dans la vie commune, celle qui ne veut ou ne peut allaiter son enfant, de se défaire de son nourrisson, c'est prononcer l'arrêt de mort contre le petit être qui ne demande qu'à vivre et a droit à la vie.

Une seconde réforme, pour le moins tout aussi utile que la première, pour laquelle M. Hervieux et Mme Alliot ont courageusement réclamé, c'est l'augmentation du nombre des nourrices. Quand le nombre des malades est grand, ainsi qu'il arrive en temps d'épidémie, celui des enfants qui succombent devient énorme ; nécessairement élevés au biberon, tous périssent. Ici se présente une autre question trop délicate pour que je puisse l'aborder. Cependant, quand on parle de l'enfant, peut-on ne pas dire un mot de sa mère, alors que la vie de celle-ci est la première condition de son existence ; il faut donc l'avouer, si des centaines d'enfants sont morts, c'est qu'il a succombé presque un aussi grand nombre de mères. Le sort de ces dernières victimes n'est pas le moins digne d'intérêt, mais nous laissons à d'autres le soin de parler de ce triste spectacle. Pour nous, nous nous sommes spécialement occupé des enfants et nous le répétons, nous avons été assez heureux pour voir l'Administration chercher sérieusement à améliorer leur sort et parvenir à conserver la vie à un grand nombre d'entre eux; aussi nous espérons que bientôt de nouvelles améliorations ne laisseront plus rien à désirer ni pour la mère, ni pour l'enfant.